春日武彦

精神科医は腹の底で何を考えているか

GS
幻冬舎新書
107

はじめに

子どもの頃に、ピアノを習わされていた。練習曲はたまらなく退屈で、レッスンはひたすら億劫《おっくう》なだけであった。嫌だけれども、親の言いつけに従って渋々ピアノに向かっていた。来客があると、ときたま練習の成果を披露させられた。熱のこもっていない、投げやりな演奏だったに違いない。才能のきらめきなどどこにもない、拙《つたな》いだけの演奏であったに違いない。だから客は褒めようがなかったことだろう。それでも何名かの来客たちは、さも感心したような口調で、「右手と左手と、それぞれが違う動きをするなんて凄いわねえ」などと言うのであった。

右手と左手で一本ずつ鉛筆を持ち、右手では円を、左手では四角を同時に描いてみせたら、これはちょっとした「芸」である。だが右手でメロディーを奏で左手でリズムを刻むことは、はるかに容易である。凄くも何ともない。そんなことがどうして分からないのかと、幼いわたしは胸の内で客に向かって悪態をついていた。向こうだって、褒めようがないからそんなことに感心してみせていただけなのに、わたしは苛立《いらだ》っていた。

　そのようなエピソードを思い出したのは、精神科医としてのわたしに、しばしば感心してみせる人がいるからである。いわく、わけの分からぬ話に付き合ってよくもまあ自分の精神がおかしくならないものですね。暴れたり騒ぐ人を相手にして、怖くないんでしょうか。悩みや苦しみを散々聞かされて、ストレスがたまるばかりじゃないんですか、等々。面倒なので、「ま、所詮《しょせん》は他人事《ひとごと》ですから」と答えることにしているのだが、おかげで人間性や人格を疑われる結果になることも珍しくない。

　所詮は他人事、という台詞《せりふ》は無責任とか不真面目といったニュアンスで受け止められがちなのだろう。けれども思い入れや同情が過ぎると、ろくなことがない。患者と共振しておろおろしていても実りはない。おしなべて家族や友人たちは患者と共揺れをしているから、彼らとは別な視点から淡々と事態を整理し、とりあえず出来ること・出来ないことを見極め、なすべきことの優先順位を定める役割が必要となる。そのようなリーダーシップを取る立場が医師なのであり、それはピアノを弾くときの右手に相当するだろう。つまりメロディーを分担する。そして左手のリズムに相当するのが、共感や洞察や労《いたわ》りといったものなのだろう。右手と左手とが同一の動きをしていては、曲は成立しない。

本書はわたしを含む精神科医自身と彼らの発想、そして営みについて従来の本では触れられていなかったデリケートな、あるいは誤解されかねない要素について述べることを目的としている。暴露本とか「ここだけの話」といった類《たぐい》の愚にもつかない内幕本を目指しているわけではなく、精神医療のあり方やそもそも心を治すとはどのようなことなのか、本音のところで精神科医はどのようなことを考えながら医療に従事しているのか、そういったことについて精神科医の多様性を切り口にして語ってみようということである。

この本には百人の精神科医が登場する。百人というところが、読者にはいささかパラノイアめいて感じられるのではないだろうか。この百人は、現実に存在する人物そのままの場合もあれば、性格や人格のある部分を誇張して一人の医師としてカウントした場合もある。百人の中には、わたし自身、ないしはわたしの一部分が含まれてもいる。そして百という数字のもたらす「あざとさ」は、精神医療における千態万状あるいは得体の知れぬ混沌ぶりを表徴した結果と受け取っていただきたい。

精神科医という立場は、まことに便利である。心の闇を知り、精神の歪《ひず》みに精通している専門家——そのような世間一般の錯覚を利用して、社会評論にも文学にも美術にも哲学にも思想にも、それぞれのフィールドでちゃんと末席を用意してもらえる。つまらぬ発言をしても、医師なる立ち位置ゆえに見逃してもらえる。コメントを求められ、原稿を求められる。粗略に扱われることはない。

つまり、振る舞いようによっては、精神科医という仕事はまことに美味なのである。ただし精神科救急に従事したり臨床のディープな部分に携わると心身ともに消耗著しいので、「業界」内の格差には（金銭面も含めて）極端なものがある。

自分のことを振り返ってみると、おそらく格差の両極をわたしは体験している。似非《えせ》文化人めいた言動におけるA級戦犯であることは自覚しているし、いっぽう臨床医として恥ずかしくない程度の苦労は重ねてきたつもりである。だからどうしたという話ではなく、そのような体験に基づいて、善人ぶったりせず空疎な建前論などを排して何かを書こうとすると、つい百人の精神科医などとギミックな記述をせずにはいられないところに、著者なりの屈折が反映しているということなのである。

ささやかな本ではあるけれど、いくらかでも読者諸氏へ充実感をもたらしたり、思考の活性化に寄与出来れば嬉しいと思っている。

精神科医は腹の底で何を考えているか／目次

はじめに 3

第一章 赤ひげ医師・熱血医師・愚かな医師 13

何を基準に処方しているのか 14
名医の処方箋 22
ヤブ医者の処方箋 26
まやかしの名医 29
赤ひげ先生はいるのか 31
愚かな医師 39

第二章 相性ということ 43

苛立たせる人 44
こんな患者が好かれる 53
カルテを患者に見せるか 58
治療は医師と患者の共同作業 63
患者を破滅させる精神科医はいるのか 68

第三章 技術と人柄 73
自殺志願者を説得できるのか 74
「診立て」の基準とは? 78
揚げ足をとる患者 82
診断の基本はパターンを見抜くこと 86
精神科医はどのような「顔つき」か 95
頓知が利いている精神科医 98

第四章 優しさと支配 103
話を聞いてくれるのがいい精神科医なのか? 104
患者を支配しようとする精神科医 113
精神科医の瞬発力とは? 121
救急患者にどう対応するか 127

第五章 物語・心・世界 131
「牛肉の生姜焼き」 132

世間知らずな精神科医 137
「失敗した物語」「破綻をきたした物語」にどう向き合うか 143
妄想はなぜ生じるのか 147
精神科医はどういう物語に生きているか 154

第六章　偽善と方便 159
嘘も方便 160
処方薬をどう考えるか 163
患者を入院させるときの方便とは 168
患者を騙すということ 175
何が治ったということなのか 178
消えない妄想 185

第七章　幸福・平穏・家族 189
「21世紀のヤングは電脳派」 190
何を以て治癒とするか 193

ステレオタイプな幸福 200
気休めと慰め 203
引きこもりは「心の病」か 206
病状の「安定」とは何か 210
幸福とは何か 214
おわりに 219
100人の精神科医リスト 223

第一章 赤ひげ医師・熱血医師・愚かな医師

何を基準に処方しているのか

ハルシオンという睡眠薬がある。かつては睡眠薬の売り上げでトップを占めていた。ところがいわゆる「睡眠薬遊び」や、アルコールにこれを混ぜて女性に飲ませて人事不省に陥ったところで暴行に及ぶなどの事件が重なり、また繁華街では一錠が何千円もの価格で取引きされたこともあり、すっかり悪名が広まってしまった。さらに、老人では服用によって異常行動が見られたり、服薬から就寝までのあいだの記憶が「飛ぶ」といった副作用、リバウンドをきたすがために事実上の依存になりやすいなどから、処方される機会が減っていった。決して悪い薬ではないが、かなり不用意な使われ方をされたり悪用されたがために評判を落とした薬剤なのである。

認知症の老人がいて、夜になるとわけの分からないことを口走りながら徘徊《はいかい》したり、時には興奮をする。こういった症状（夜間せん妄）は珍しくない。認知症に伴いがちな諸症状の治療には何種類かの薬剤が候補に挙げられるが、睡眠を確保するという意味で眠剤が一緒に処方されることは多いし、決して間違った考えではない。ただしその際にハルシオンを選んだ医者がいたとしたら、その人の臨床能力には疑問符が付けられても仕方があるまい。相応の理由があって選択したというよりは、睡眠薬にはいつも機械的にハルシオンと処方箋《しょほうせん》に書いているだけであり、また副作用や臨床上の留意点を把握していなかった可能性が高いからである（**Dr.1——認知症の老人にハルシオンを処方する医師**）。

このように、処方を見ただけでその医師の臨床能力が判明するケースがある。そのいっぽう、判断には但し書きが必要と思われる場合もある。

たとえば作家の故・中島らもは、アルコールや薬物への依存傾向に加えて躁うつ病を患っていた。『心が雨漏りする日には』（青春出版社、２００２）には、彼が服用していた処方内容が載っている。一日のトータル服用量をまとめると、

・炭酸リチウム600mg
・テグレトール450mg
・ウインタミン50mg
・セレネース3mg
・アキネトン6mg
・ピレチア20mg

・ロヒプノール4mg

であり、これに便秘薬などが加わる（向精神薬を服用すると便秘をきたしやすいため）。

この処方の妥当性はどうであろうか。躁うつ病（躁もうつも、両者が交互に出現するタイプ）には炭酸リチウムが第一選択薬であり、投与量も妥当である。テグレトールは、躁傾向や衝動性などを抑えるためと思われる。したがって躁状態ならば分かるが、うつ状態でも延々と処方されているとしたらやや首を傾げる。ウインタミンも気分を落ち着かせる目的であろう。うつ状態でも必要か否かは疑問であり、セレネースに至っては幻覚妄想に使われる薬である。躁状態では誇大妄想が出るので、その対策かもしれないが（あるいは感情の揺れが激しい統合失調症の患者に対する、やや変則的な処方かもしれないと考えたくなる）、四六時中服用させるべきではあるまい。アキネトンとピレチアは、どちらも副作用止めであるが、普通は二種類を併用したりはしない。ロヒプノールは睡眠薬であり、4mgはかなりヘヴィーである。ただし中島は睡眠薬マニアで大酒呑《の》みでもあるから、まあ4mgでないと寝付けないのかもしれない。

もしもこの処方のみを見せられたら、わたしの感想は以下のようなものである。

「この患者は現在、躁うつ病の躁状態にあり、誇大妄想やら気分の高揚やらで周囲が対応に難渋しているのだろうなあ」

少なくとも、第一線の作家が小説を書きつつ服用している処方であるとは夢にも思わない。

ところが中島はほぼ十年間、同じ処方を服用していたらしい。定期的に受診をして、副作用について相談したりとか状態に応じて薬剤を調整してもらってはいなかったらしい。そうなると、これは漫然と出し続けられるべき処方ではないとコメントしたくなる。中島にはかなりの薬剤耐性があっただろうが、それを差し引いても薬が重過ぎる。よくもこれを服用しながら創作活動が出来たものだと感心してしまう。

そして彼には強い副作用が出現していた。失禁やふらつき、目の調節障害などが見られ、ことに目については自力では原稿用紙の升目を埋められず、口述筆記をしていたという。しかも服薬をやめたら視力を取り戻せたと本人は語っている。こうなると、担当医の責任を問いたくなる。診察せずに薬をだらだらと出し続け、実際に深刻な副作用が生じている。これはマズイ（**Dr.2—ろくに診察もせずに処方を出して患者を副作用で苦しめる医師**）。

処方のことでもう少し言及しておくと、副作用止め（結局はこれが効いていなかったわけであるが）を二種類いっぺんに使うのは、教科書的には間違いである。副作用止めの薬にも副作用は存在するし、本来的に二種併用は意味がない。だが実際には、二種類出さないとうまくいかないことは確かにある。何のポリシーもなく二種類出している場合と、試行錯誤の挙句に仕方なく出している場合とがあり得る。

そもそも処方内容はシンプルを以《も》てベストとする。そうでないと、何がどのように効いているのか分からないし、副作用の原因も突き止めにくくなる。相互作用の問題もある。それに、薬とはそもそも毒物なのである。飲まないで済めばそれに越したことはないが、症状を抑えるためにやむなく服用しているのである。ならば、なるべく少量単剤で治療を行うのが原則となるのは当然だろう。

しかしそうは言っても、同じような症状に同じ薬を同じだけ使っても（患者は同性・同年齢で体格も同じとする）、効き方には違いが出る。個人により薬剤感受性が違う。激しく副作用が出る人もいれば、全く出現しない人もいる。データに基づいて処方していれば、いつも同じ結果が期待出来るような簡単な話ではない。

大雑把に言うなら、欧米の医師はかなりシンプルな処方で攻める。効果が不十分だと、内容を変えずに量をどんどん増やしていく。悪魔に向かって十字架を突きつけて退散させるように、一つの薬を信じてそれに全身全霊を賭けるような使い方をする。言い方を換えるなら、製薬会社の発表した資料を盲信した使い方をする（**Dr.3―シンプルきわまりない処方に全身全霊を賭けるエクソシスト医師**）。

日本も近頃は欧米傾向にあるが、総じて従来は多剤併用が行われてきた。ただし、これには愚かな多剤併用と、名人芸的多剤併用とがある。

まず愚かな多剤併用とは、病気の根幹を抑えようとせずに、患者が訴える症状それぞれにすべて対症療法的に投薬するやり方である。もしもノイローゼになれば、そのために不安や不眠、吐気、下痢、食欲低下、めまい、イライラ、抑うつ気分、全身倦怠感などが出るかもしれない。その際、それぞれの症状に対していちいち別々に薬を出していたら、本人が服用する薬の量は膨大なものとなってしまうだろう。そんなにたくさん飲んだらかえって身体に悪そうなことは見当がつく。本来はせいぜい抗不安薬プラスアルファでカウンセリングを行っていくべき話であろう（**Dr.4―訴える症状それぞれに別な薬を出して長大な処方箋を書く医師**）。

他方、隠し味とか薬味、裏技的なレシピを好む医師がいる。薬理学的な証明はともかくとして、経験的にこの薬をちょっと混ぜると効果がこんな具合に違ってくるとか、そういった発想を好む人たちである。以前勤めていた病院では、不眠時の「約束処方」というのがあって、これは睡眠薬や安定剤の粉薬を三種類混ぜたもので、配合の違う二つの処方が予め用意されていた。長年の経験から割り出されたローカルだが伝統的なレシピというわけである。また統合失調症患者には通常はマイナートランキライザー（抗不安薬）は出さないが、必ず処方に付け加えている医師がいた。どうしてそんなものを混ぜるのかと尋ねてみると、「これを入れると、効き方がマイルドになるんですよ」との返答であった。効き方がマイルドになるとは、分かったような分からないような話である。もしかすると患者本人が効果には気づかないうちに効力を発揮するような、いわば漢方薬的な効き方を意味していたのだろうか。ならば、ある程度安定してきたらもはやマイナートランキライザーを加えている必要はない筈で、「必ず」付け加える理由にはならない。

　嫌な顔をされそうだったのでそれ以上追及はしなかったが、思い込みだか迷信だか名人芸だか分からない処方というのは確かにあるし、それが効果的なこともある。だから処方箋を見ても、複雑なりにどこかエレガントな処方というのはある。いわゆる著名な、功成り名遂げたベテランドクターの処方をときおり目にする機会があるが、まことに芸術的処方もあれば、魔女のスープみたいな処方だと言いたくなるものもある（

ストランのシェフのレシピみたいな処方をする医師）。

ちなみにわたし自身は、基本的にはシンプルを心掛けるが、たまに隠し味的なものを混ぜる。ただしそれは、むしろわたしの自信のなさや迷いを補うための場合が多いような気がしてならない（**Dr.6―自分の臨床能力への不安をつい処方箋へ反映させてしまう医師**）。

反対に、大学病院にいた頃のことで思い出深い記憶がある。名誉教授の特別外来みたいなものがあって、長年診《み》てきた患者のみを対象に名誉教授がフォローする外来なのである。その際、名誉教授の脇に坐って、代わりにカルテに記載をしたり処方箋を書くといった秘書みたいな仕事をしていた時期があって、つまり大先生の診察のすべてをリアルタイムに観察し手伝うといった興味深い営みなのであった。

で、わたしとしては次第に名誉教授の言いそうな台詞であるとか、こういった場合にはこんな処方をするだろうと見当がついてくる。そこが面白いわけであるが、よほどシリアスな訴えでない限り、いつも同じマイナートランキライザーしか出さないことに気が付いた。ある意味ではまったく芸がない。同じ特定の薬を（医師によっては、マイナートランキライザーをひどく細かく使い分ける。ちょうど岩塩を産地別に使い分けて料理に使用するように）、ただし自信たっぷりな態度で処方する。「うん、あなたにはとても良い薬がありますよ。今日はそれを出しておきましょう」と。そしてたぶんその自信に満ちた態度と名誉教授というステータスが作用するのであろう、誰もがしっかりと改善するのであった（Dr.7——自信とステータスとで自在に患者を治してしまえる医師）。

確かにその薬剤は他の薬に比べて効き方の方向性が曖昧な印象があって、だからこそ名誉教授には有効な武器となったのであろう。わたしも自分の患者に試してみたことがあったが、名誉教授ほどの有効率は得られなかった。

名医の処方箋

世の中には名医というものが存在する（らしい）。外科系だと「神の手」などということになろうか。内科系でも、治癒や寛解《かんかい》についてのデータに基づいて判断されるのだろうか。いずれにせよ、週刊誌に何とか科の名医リストといったものがしばしば掲載されることからも、名医の条件は存在するのであろう。

精神科の名医リストを、わたしは目にしたことがない。もちろん、それには理由がある。判断基準を定めることが容易ではないからである。その点については次章で語るつもりであるが、とりあえず精神科の「業界」における名医が何名かいたとして、彼らの処方箋はいかなるものかを考えてみたい。

　おそらく精神科ほど医師の個性が滲み出る処方箋が発行される科はあるまい。名医Aにとっては、実は処方箋はさして意味がない。ひとつの疾患に対して処方の種類は二、三種しかなく、つまりA定食とB定食しかないレストランみたいなものである。だがその医師は、たぶん面接技術やある種のオーラにおいて突出していて、だから定食が二種だけでもグルメを満足させられるのだろう（Dr.8—**処方には凝らない医師**）。

　往々にして投薬と精神療法とを二項対立的に考える人が多いが、これは間違いである。医師の情熱や誠意の表れとして処方が書かれると捉えるなら、同じ処方内容でも効果は違うことだろう。心のこもった処方と、心のこもらない処方というものがあり得る。それは処方作成時の患者への説明といった態度においても窺えよう。クリニックを開いている友人は、診察室の引き出しに、実際に処方する薬剤の実物を仕舞っていて、処方をする際にはいちいちその実物を見せながら説明をしていて、なるほどと思わせられた（Dr.9—**プレゼンテーションに留意し工夫する医師**）。

　ある薬剤は剤型に5mg錠と25mg錠の二種がある。25mgを投与していたが改善してきたので薬の量を15㎎に減らそうと思ったら、実際の処方においては25㎎錠が一錠だったのが、5㎎錠が三錠に変わるということになる。ところが患者の中には、錠剤の数だけを気にしていて、だから減薬してもらえる筈が逆に錠剤の数が増えてしまったから薬も増量になってしまったのだと誤解し失望する人がいたりする。こういった錯覚にも気配り出来るような医師のほうが、処方は同じでも好結果を期待出来るのではないか（Dr.10**―医療者の発想と患者の発想とのギャップに気付きそれを埋められる医師**）。

名医Bは、最新の薬剤を使ったり、データを患者に提示して説明することを好む。考えようによっては製薬会社の手先みたいにも思えるが、医者自身がそれを信じ込んでいれば「心のこもった処方」ということになるだろう。彼はあらゆる意味で客観的に正しく見えそうな方法、権威付けをされている方策を選択したがる。すると迷いが生じない。力漲《みなぎ》る頼もしい医師像が出現することになる。大いなる凡庸は、大いなる安心につながるのである（Dr.11**―凡庸で権威主義的なぶん、安心感を与える医師**）。

名医Cは、名人芸的な処方に精魂を傾ける。それどころか、服用についても細かい指示をする。同じ錠剤を朝昼晩の三回に分けて飲むとして、朝は一錠・昼は二錠・夜は四錠といった具合にやたらと芸が細かい。患者のほうは飲む時刻も結構いいかげんで、時には飲み忘れたりで、そうなるとあまり微に入り細にわたった服薬指示など意味がなさそうに思われるが、C先生としては固く信ずる何かがあるのだろう。それに、そのような情熱で処方がなされれば、まあ患者側としても安心感を覚えられるのではないか。いくぶん現実離れした処方であっても、そこに宿る思い込みは誠意に通じることであろう（**Dr.12―思い込みは強いがそれが熱心さにつながる医師**）。

医師向けの本として、『今日の治療指針』とか『優秀処方とその解説』といったものが毎年刊行されていて、精神科における処方の見本だか手本だかが載っている。おそらく名医の処方に準ずる筈で、後者の序文には「本書は病院で名医の発行された処方と共に数種同効の薬剤を列記し、それらを薬効別に分類して臨床薬理に基づいた解説を付記しました」「本書は繁忙な実務に携わる医家に、処方を創作する一助ともなるべく著したものであります。優れた薬剤には単独で使用されるものもありますが、数ある中から適剤を選出して配合または併用による優れた処方に役立つためであります」と記されている。しかしその「創作」された処方を見ても「あ、この先生は意外にキツい処方を出すなあ」とか、野次馬的な好奇心は満たされるが、目から鱗《うろこ》が落ちる思いをしたことはない。使い方の基本はあるけれども、やはり精神科ではかなり処方に個性が伴う気がする。

ヤブ医者の処方箋

ついでにヤブ医者のことも記しておこう。他のクリニックや病院から紹介状が送られてくることがあって、紹介されてくるのはすなわちかなり担当医が手を焼いて困った挙句の場合が少なくない。で、処方内容を見ると、とんでもない薬の使い方をされていることが稀ならずある。譬《たと》えてみるなら、一人前の料理に塩・大匙一杯、砂糖・大匙三杯、醤油・大匙三杯を使用したレシピを目にするようなもので、これが薬なのだから「よくもまあ患者の腰が抜けてしまわないものだ」と驚かされる。常識以前の話であり、過去に過剰投与で患者を殺したことはないのかね、と尋ねたくなる輩がいるのである（Dr.13―**体重三百キロの患者にこそ相応《ふさわ》しい超ヘヴィーな処方を平気で出す医師**）。

愚かな多剤併用のことは既に記したが、患者の生活実態を全く把握しないで処方する医師もいる。処方は一般に朝昼晩それぞれの食後と就寝前の計四回の服用を基本とし、実情に合わせてアレンジをしていく。薬の種類によって、半減期（つまり効力が落ちるまでに要する時間）が違うから、それに応じて、一日に一回服用すれば十分な場合もあれば、朝昼晩と継ぎ足さないと駄目な場合もある。眠気を催す薬はあえて就寝前に服用させるとか、効果発現までのタイムラグを考慮して服用時間を考えるといった工夫も必要だろう。けれどもそうしたあれこれも、患者が指示通りにきちんと飲んでくれてこその話である。

実際には生活リズムが昼起床といった人がいる。その場合、朝の薬はどうするのか。ある患者は、朝を昼に、昼を夜にとすべて読み替えて服用する。したがってルーズな生活リズムは服薬によってますますルーズになってしまう。別な患者は、昼の薬は昼なのだからと結局朝の薬は飲まずに捨ててしまう。さらに別な患者は、朝の薬と昼の薬とをいっぺんに服用してしまう。

朝の薬を捨ててしまうようでは、一日のトータル量が異なってしまうのである。これでは処方の意味がない。朝と昼の薬をいっぺんに飲んでしまっては、わざわざ朝と昼に分散させて処方した意義が失われてしまう。有効血中濃度の問題とか、副作用の問題などをクリアするために分散させているのに、支障が生じかねない。

といった次第で実際にはどのように患者が薬を服用しているかを分かっていなければ、処方そのものが無意味になる可能性がある。そのあたりをきちんと聞き出せるか、信頼関係を築けるかは、診療の一環として欠かせない。だがそこを「ないがしろ」にして、実情に即していない処方をしている医師は藪と呼ばれても仕方があるまい。姿勢の問題である

（Dr.14——患者がどんな飲み方をしているかも把握せずに脳天気に処方をしている医師）。

平成十九年の末に、でたらめにリタリンを処方しているクリニックが摘発される事件があった。リタリンはナルコレプシーや注意欠陥多動障害（ADHD）などの他に、うつ病に使用されてきた。ただしリタリンが覚醒剤の一種であることは少なくとも医師には周知の事実であって、なるほどリタリンを投与すれば表面的には「うつ」が改善するのは当然の話で、ただしそれは家の中が寒いからとカーテンに火をつけて暖を取るようなものである。余りにも短絡的というか乱暴な発想であり、よほどの事態でない限り使用するべきでない。リタリン依存症（リタラー）を医者が作り出してしまったケースはいくらでもある。

薬事法違反で摘発されたクリニックのカルテを、以前わたしは見たことがある。ここでリタリンを処方されていた患者が強盗事件を起こしたことがあり、司法精神鑑定に関わったことがあったからである。

その患者は、もともと性格に偏りがあったことは確かなのであるが、うつ状態（ただし、うつ病ではない）で同クリニックを受診し、するとすぐにリタリンが処方された。一時的に気分は軽くなるが、すぐにまた沈んでしまう。どんどん服用量は増え、週に何度も受診して薬を溜め込むようになった。そうして情動は不安定になり、突飛で攻撃的な側面が目立ち始め、ついに強盗に及んで逮捕されたのだった。カルテはまことに簡素で、ごく簡単な記載で処方がなされている。週に何度も薬をもらいに来ても、そのことへのコメントはない。強盗を行う際には、気分を高揚させるべく数錠をまとめ飲みして犯行に及んでいる。

鑑定書で、薬剤の影響や、むしろリタリンを処方した医師の責任こそ問われるべきだと述べたが結局は懲役刑となり、しかしそれでも求刑よりはかなり軽くなっていた。もっとも、医師への責任は問われず仕舞いであったが。こうなるとヤブ医者というよりは、犯罪の黒幕みたいなものである（**Dr.15―無責任きわまる投薬によって、患者を犯罪者にしてしまった医師**）。

まやかしの名医

処方について述べてきたことからも分かるように、名医とはどのようなものかを言い定めることは難しい。逆に、ヤブ医者と非難することも難しい。もちろん、一目瞭然のこともあるけれど。

以前勤めていた病院で、さる高名な精神分析系のドクターからお叱りの電話を受けたことがある。その大先生が、二十年近く前に初診で関わった統合失調症の患者さんの件であった。紆余曲折を経てわたしの外来に通っていた。もともとかなりのインテリであったものの、病気の治りが思わしくなかったことに加えて認知症のニュアンスも加わり始め、ずいぶん人格水準は低下してしまっていた。そんな彼が、いかなる風の吹き回しか、いきなり大先生のところへ久々に訪ねて行った。大先生は患者の変わり果てた姿に驚き、服用している処方がおよそエレガントとは言い難いことから義憤を感じたようであった。愚かな医師が間抜けな処方を出しているせいで、かつての優秀な人物が見る影もなくなってしまった。そこでわたしへと直接電話をしてきたのである。

大先生の立腹も分からぬではないが、わたしが担当するまでのあいだに十名近くの医師が入れ替わり立ち替わりその患者を診てきたのであった。その中には、多剤大量の処方をする医師もいてしかしそれなりに患者には改善感があったのかもしれない。患者自身の希望と医師の診立てが妙な具合に共鳴して、いつしかとんでもない処方となり、しかし患者の中には処方変更を嫌う人たちが結構な高率でいる。変化そのものが恐ろしいと感じている。おそらくそのような背景から、延々と感心しかねる処方箋が書き続けられてきたのである。

わたしとしても、あんまりみっともない処方は出したくない。増築を重ねて複雑怪奇な迷路となり果てた旅館の建物みたいな処方は気に食わない。だが内容を整理しようとすると本人が嫌がる。不安感が惹起《じゃっき》される。話し合いながら、それでも幾分かは重複した内容の薬を削除するなどの試みはしていたのである。大先生とはまた違ったアプローチを重ねなければならないのがB級医師の苦労なのである。精神分析を専門とするなら、心の機微には敏《さと》いであろうに、大雑把な大先生だなあとわたしは多少むかついたのであった（**Dr.16—それなりの経緯と事情から、愚かな処方を受け継がざるを得ない医師**）、（**Dr.17—他人の事情も分からぬくせに正論ばかりを言い立てる正義漢の医師**）。

赤ひげ先生はいるのか

まあそれはともかくとして、名医の代表として「赤ひげ」先生というのがいる。たんに腕が優れているだけでなく、患者（ことに貧しい人々）の身になって一肌脱いでくれるドクターであり、献身的で自己犠牲を厭《いと》わず、また金や名誉といった俗っぽい事象には関心がない――と、そういった人情医師である。

赤ひげ先生は、弱者の味方である。だから金のない患者からは治療費を取らない。薬代も取らないから、結局は損となる。だがそんなことには頓着しない。自腹を切ってでも苦しむ者、貧しい者の幸せに貢献するところに、赤ひげ先生の矜持《きょうじ》がある。だからそのぶん無愛想であっても、患者を「お前」呼ばわりしても誰も怒らない。診察室に酒瓶が置いてあろうと、それは豪放磊落《らいらく》であることの証として容認される。いやはや憧れずにはいられない。

では、たとえばわたしがクリニックに勤めていて、そこではカウンセリング料が一時間で七千円という設定であったとしよう。決して法外な金額ではないと思う。そこへある患者がやって来る。他人に裏切られ、運に見放され、仕事はクビになり、家族は卒中で寝たきりになってしまった。もう心は傷だらけで、気持ちの整理もつかない。ぜひともカウンセリングを受けて立ち直りたいが、明日の食費もおぼつかない。出世払いでカウンセリングをしてもらえないかと縋《すが》ってきたとしよう。

精神科版赤ひげ先生がいるとしたら、おそらく彼は無料でカウンセリングをしてあげることだろう。いやそれどころか、逆に金を貸してあげるくらいでこそ人情ドクターの面目躍如であるに違いない。

けれどもわたしであったなら、無料でのカウンセリングなどしない。割引きもしない。ましてや金なんか絶対に貸さない。そういった意味ではきわめて冷たい。赤ひげ先生とはほど遠い態度を示すことであろう。なぜなのか。

もしその患者が金銭的に追い詰められているとしたら、たとえば生活保護の申請方法について助言したり、場合によっては受給しやすいように精神科的な意見を申し添えるような援助をするには「やぶさか」ではない。ねぎらいの言葉だって掛けるだろう。ただしカウンセリングという行為に即効性はない。緊急性もない。同情することとも違う。半端な見切り発車をしても、良い結果が出るかどうかは分からない。本人にとってはいささかキツい現実直面を強いることになるかもしれない。カウンセリングは、温泉に入って「癒された」気分になるとかカラオケでストレス解消になったといった類の「気持ちがいいこと」とイコールであるとは限らない。すると、もしかすると患者は「どうせタダだからと、このドクターはわたしに辛い思いをさせるんだ」などと誤解する可能性は大きい。うまくいかなかったときに「タダだから手抜きをしたんだろう」と勘繰るかもしれない。少なくとも心情的にそうなることは大いにあり得る。

またカウンセリングの最中には、患者と治療者とが異性同士の場合、患者が治療者へ恋愛感情に近い気持ちを抱くことがある。これは治療者が魅力的だからそうなるといった話ではなく、カウンセリングという構図そのものがそうした錯覚をもたらしやすい。そんな場合、スタート時点において金銭を介した契約関係が欠落していると、「けじめ」がつかなくなる危険が大きい。そして結局は患者が痛手を負うことになるだろう。

そういった生臭い話にはならなくとも、無料ゆえに責任感とか義務とか礼節といった因子は曖昧になりやすい。心を扱うに際して、無料という要素は予想以上の歪みをもたらす。無責任に励ましていれば済むようなことではないのだから。それなりに緊張感と誠意と責任感とに彩られたカウンセリングが展開されるためには、あやふやな善意などはマイナスに作用しかねないのである。重い荷物を運んでいる人に同情して、手荷物を一つ持ってあげるといったこととは根本的に異なる営みなのである（Dr.18**—どんなにかわいそうな相手であっても、絶対に無料でカウンセリングなどしない医師**）。

この話の延長として、たとえば医師の自宅や携帯の電話番号を患者に尋ねられたとしても、そんなことは教えないといった事実があるだろう。これまた「けじめ」がつかなくなるからである。ではもしもわたしが担当している患者が何らかの手段で当方の電話番号を調べ上げ、夜中に「もう世の中が嫌になりました。これから死にます」と連絡してきたとしよう。赤ひげ先生なら、おそらく本人のもとへ駆けつけるのではないか（そして涙を浮かべながら『バカ！　自分の命を粗末にするな』と殴りつけ、そのあとで患者を抱きしめたりするのかもしれない）。さもなければ、何時間かけても電話口で説得を試みるのではないか。

　しかしわたしはそんなことはしない。

「あ、先生ですか。患者の××です。……夜分に申し訳ありませんが、最後のお別れのつもりで電話をさせていただきました。もう限界です。世の中が嫌になりました。これから死ぬことにしました」

「死ぬって……自殺するってことなの」

「ええ、もう覚悟はついています。説得なんかしないで下さいね。こんな世の中なんか、もうウンザリなんですから！」

「寂しいことを言うなあ。世の中がろくでもないのは分かるけど、自殺はもったいないよ」

「こんな世の中に、もうオレの居場所なんかないですよ」

「今、こうしてあなたを説き伏せられるとは思っていません。だけどね、直感的にね、すぐに死ぬのはまずい気がしますね。私の家の電話番号を突き止めるだけの能力とエネルギーがあるんだから、あなたは死ぬ必要なんかないんです。次の外来まで、死ぬことは棚上げにしておいて下さい。あなたに必要なのは『即、実行』のノリではなくて、ためらったり、おろおろと迷うことです。いきなり自殺しちゃったら、格好つけ過ぎですよ。もうたっぷり悩んだとおっしゃるかもしれないけれど、次の外来まで、とにかく自殺は棚上げにしましょう。そうして、外来でもう一度一緒に考えましょう。それが宿題です。よろしいですか。外来でお待ちしていますからね」

と、（飄々《ひょうひょう》とした口調で）言って電話を切ってしまうだろう。これは医療者として適切な態度なのか。

医療者とは、医学に基づく知恵と技術で人を救うことを生業とした者を指すのだろう。「人を救う」の部分でＥＲ（救命救急室）みたいなドラマをイメージするならば、自殺志願者に対するわたしのそっけない態度は医療者にあるまじき行為と映るかもしれない。大怪我をして腹に開いた傷口から血を垂らしながら時間外に診療所の扉を叩いた人に対して、「明日、診察時間にまた出直して下さい」と告げるような振る舞いと大同小異に感じられるかもしれない。心の緊急時なのに、その冷たい態度は何だ！と。

精神科医に向かって、患者が自殺という言葉を突きつけてもそれは決め台詞にはならない。自殺というきわめてどぎつい言葉であっても、それが本当の自殺を意味する可能性はむしろ低いからである。自殺したいくらいに辛いといったレトリックでしかないこともあれば、自殺という「おどし文句」で相手をコントロールしたいということなのかもしれない。自殺という言葉を口にせずにはいられないワタシはVIP患者に相当するのだから、それを肝に銘じておけと医師へ仄《ほの》めかしているのかもしれない。自殺すると口から発することによって、やっと自分の存在感を確認しているのかもしれない。自殺という言葉が放つ毒々しさに酔っているのかもしれない（髑髏《どくろ》のイヤリングをぶら下げて大量の睡眠薬を飲むことに屈折した喜びを覚えるゴスロリ少女みたいに）。自殺という言葉はさまざまな文脈において出現し得る。パヴロフの犬みたいに、自殺と聞いたら反射的にあたふたするようでは精神科医は務まらない。

いやはや精神科の診察においては、何と「あざとい」言葉が氾濫していることか。死ぬだの殺してやりたいだの、恨むだの呪うだの、もう一生××したくないだの出家したいだの、ドラマティックな言葉の大安売りである。そんなものに精神科医は動揺しない。「死ぬ、死ぬと言う人ほど、実際に死のうとはしない」といった俗説が正しいとは限らないが、わざわざ死ぬと言ってくる人には生への未練が強いことは確かだと思う。ましてや、わざわざわたしの電話番号を突き止めてまで自殺のことを告げてくるのには、本人なりに当方のリアクションに期待するものがあるのだろう。おそらく赤ひげ先生的に対応してもらい、そのことによって「ああ、わたしは大切にされている」「世の中、捨てたもんじゃない」と思いたいのだろう。

ところが事態が期待通りに運んだ場合、おかげでその患者はそれで立ち直っていくかといえば、そう都合良くはいかない。むしろ味を占め、ちょっとした挫折に際してもたちまち同じパターンを持ち出して「心の応急手当て」を望むことになるだろう。進歩がないどころか、迷惑な人間になってしまうだけである。

だから電話で心の応急手当てを要求する人に、望む通りのものを与えることが誠実であるとは限らない。といって相手をシャットアウトすると、混乱させるだけである。それこそ当てつけに自殺を図るかもしれない。だからわたしの対応に技術的なものが何かあるとしたら、それは飄々とした口調という部分にあるだろう。飄々とした口調ゆえに「ワタシの苦しさが分かっていない」と立腹したり絶望する場合もあろうし、逆に力が抜けるというか「ま、いいか」的な気分へと逸れる場合とがあるだろう。少なくともわたしは後者を目指すし、だから赤ひげ先生ではなくて脱力先生ということになろうか。呆気《あっけ》ない気持ちにさせて、ついでに宿題まで出してしまう。そのあたりの呼吸は文章では伝わりにくいかもしれないが、熱血とか情熱がいつでもベストであるとは思っていないことをここでは強調しておきたいのである（Dr.19―自殺予告の電話に、脱力系の姿勢で臨む医師）。

医師のキャラクターによっては飄々とした態度が似合わない人もいるだろう。けれども精神科医が動じることなく、一貫した態度を取り続けることは重要だと思う。そのことで、精神的な視《し》野狭窄《やきょうさく》状態になっている患者へ視野の外に潜在している可能性を示唆することの出来る医師こそが、良い医者なのだと思う。患者と同じ文脈で対応していては、あまり発展性はないと考える。

愚かな医師

心理学や精神科領域では、しばしば共感という用語が出てくる。相手の気持ちを、自分の経験に照らし合わせて推し量り、リアルに理解しようとする試みといったところであろうか。治療者として当然求められる心の働きであり、また誠実さの第一歩と言えるかもしれない。

ところが下手をすると、患者も治療者も一緒になって右往左往することになりかねない。木乃伊《ミイラ》取りが木乃伊になる、といった言い回しもある。患者の気持ちをある程度まで想像することは重要だけれど、共揺れしてしまっては何もならない。患者としては仲間が増えない。そんな救いは刹那《せつな》的なものでしかない。共感しつつも医療者は、患者よりももっと広く、もっと遠くが見える人間として立ち現れなければならないだろう。

そのような医師である。患者と同じ文脈でしか物事を考えられない精神科医は、愚かな医師である。そのような医師は、常に歯切れの良い回答や気の利いた対応を理想としつつも決してそこにたどり着けない。問題をパズルと同じようにしか捉えられないので、したがってパズルを解くように事態を解決しようとする。しかしそんなことが出来るくらいなら苦労はしない。それは自殺をすると電話をしてきた患者へ、それを思いとどまらせる上手い台詞はどんなものだろうと考えるようなものである。さもなければ、幻聴に悩まされている患者に耳栓を与える振る舞いに似ている。

推理小説の大団円のように、ケースが劇的に解決することなど滅多にない。大概は「何となく」「いつの間にか」である。それはカウンセリングが主体であろうと、薬物療法が主体であろうと似たようなものである（薬物療法では劇的に効いたといった事態がときおり起こるが、素晴らし過ぎる経験は精神科領域ではかえって患者の心を脆弱《ぜいじゃく》にしかねない）。ことにカウンセリングでは、毎回の面接において教訓やら「目から鱗が落ちる」といった経験が得られるわけではない。そんなことは殆《ほとん》どない。いつの間にか、何となく精神的な視野が広がり、もっと別な考え方もあり得るという「おおらかさ」が身に付き、どことなく心に余裕が出来て肩の力が抜けている――そのような淡い経過のほうがよろしい気がする。精神を患う人は、おしなべてきわめて論理的で、しかしそれはいかに神も仏もない状況であるかを雄弁に証明して見せるようなネガティブな形でしか展開されない傾向がある。希望や救いを、雄弁かつ論理的にその存在を証明したり呼び寄せることは難しい。いつしか宗教家のような物言いになってしまいかねない。結局のところ、抜け道はせいぜい「淡々」か「飄々」である。

　赤ひげ先生に憧れる精神科医がいるとしたら、その人物はおそらくメリハリの利いた解決、分かりやすい結末を求め、そのことによる患者からの感謝や賞賛を胸の奥で求めているのではないか。曖昧な顛末《てんまつ》、なしくずしの解決を嫌い、あるいはそのようなものを理解出来ない彼の心性には、おそらく不確実感や不安感が横たわっているのではないか。そのような医師は、早晩、誰のために治療を行っているのかが不明瞭になってくる。わたしは、そういった精神科医を信頼する気にはなれないのである（Dr.20―**赤ひげ先生の単純明快さに憧れ、しかしそれが自分の心の脆さの裏返しであることを自覚しない医師**）。

第二章 相性ということ

苛立たせる人

今まで出会った患者の中で、もっともこちらの気分が苛立たせられた人物は誰だろうか（医者がそのような話題を記すべきではないと眉をひそめる向きもあろうが、本書では率直な感情や本音について論じたいので、意識的に自己規制を設けないまま話を進めていきたい）。甲乙つけがたい人々が何名かいるが、あの野球帽を被った痩せた男性には、とにかく気持ちを逆撫でされた。ことさら迷惑なことや無礼なことをされたわけではない。彼はビルの屋上から飛び降りようとしているところを保護され、しかし態度が落ち着かず話にまとまりがないので、精神の問題を疑って警察が連れて来たのだった。

首を前に突き出してひょこひょこ動かし、すぐに「すいません」を連発し、その振る舞いがいかにも「使いっ走り」の三下《さんした》みたいで邪険にしたくなる（したくなるからといって実際に邪険にしたわけではないが）。ちょこまかとあっちを向いたりこっちを向いたり、その動きにイライラさせられる。極めつけは、自分のあらゆる言動に対していちいち自身で「ツッコミ」を入れることなのである。「あ、わたし○○と言います。あ、あ、そんなことは先生に聞かれてから言うことですよね。すいません、すいません。いつも余計なことを言うって怒られて、はい、幼稚園に入る前からです、幼稚園に。でも名は名乗らないと失礼ですよね、だからわたし〇〇です。先生のお名前は何ですか、いや何かでお世話になるかもしれないなんて思ってんですけど、口数が多いですかね。すいません、無駄口ばかり叩いて。いやあここが精神科の診察室ですか。強制入院、嫌だなあ、強制入院。あ、すいません」

こんな調子で延々とまくしたてる。軽度の発達障害か性格上の問題があり、そこに強度のストレスが加わって発作的に自殺を試み、また気分的には反応性の軽躁状態に近かったのかもしれない。

こうしたケースは、ことさら珍しいものではない。だが野球帽の彼に限っては、どこかわたしの気持ちの奥底を刺激するものがあったのだろう。自殺企図なんかで迷惑を掛けやがってとか、よりにもよって夜中に来院しやがってといった通常の文脈に基づく腹立ち――そこからずれたところで苛立ちが掻き立てられたのであった。彼の身ごなしや顔つきが大きく関与していたのかもしれない。ちなみに彼の顔は、中学校の同級生で勉強も運動も駄目でいつもイジメに遭っていた少年の成長した姿を彷彿《ほうふつ》させた（Dr.21—**昔、うんざりさせられたり嫌いだった人物と似た風貌《ふうぼう》の患者が来院したとき、その患者につい不快感**

を覚えてしまう医師）。

が、そんな記憶があったにせよ、野球帽の患者がわたしごときに忌み嫌われる筋合いはない。当然のことである。苛立つのはこちらが人間的に未熟だからであり、仕事なのだから好き・嫌いといった個人的な感情を持ち込むことは間違っている。医師の心構えとして、根本の部分で間違っている。

まさにその通りであり、自分の感情をきちんとコントロールして粛々《しゅくしゅく》と医療に専念すべきなのである。けれども、ではどんな人物が目の前に現れても、そしてたとえ罵詈《ばり》雑言《ぞうごん》や不遜な態度や乱暴狼藉《ろうぜき》を働いたとしても、それをにっこりと受容し包み込めるような「器の大きな」ドクターが優れた医師なのであろうか（**Dr.22―どんなにとんでもない患者、品性を欠き迷惑千万な人物に対しても、笑顔で対応出来る医師**）。

一つの考え方として、患者の態度があまりにも失礼だったり迷惑行動を繰り返したり不快な言動に及んだとしても、それこそが精神症状であり、あるいは「生きづらさ」といったものであり、だからそのような問題点にアプローチこそするにせよ、医師が反発を覚えるのは間違いだ、というものがある。

なるほどいかにも正論であり、「医は仁術なり」とか「医師は聖職」といった発想につながる考え方であろう。ときおり、驚くばかりの包容力を示すドクターを見かけることがあって（大概そうした医師はなぜか早死してしまうが）、そのような神々《こうごう》しい存在は何か安堵感を同業者にももたらす。わたしなど、自分の人間性の矮小《わいしょう》さを指摘される気分になって腰が引けてしまうことすらある。

ただし、何もかもを許容し、受け入れ、じっくりと向き合ってくれる精神科医ばかりであったなら、残念なことに精神医療は機能しなくなるだろう。患者の要求をすべて呑み、存分に時間を費やし、肯定ばかりしていたら診療がいつ終わるかも分からない。また前章で触れた「**Dr.18―どんなにかわいそうな相手であっても、絶対に無料でカウンセリングなどしない医師**」へと論点はリンクしてくるかもしれない。

話が少々ずれてきた。少なくともプライベートな時と場所で出会ったなら不快感を覚えたであろう相手に、精神科医として仕事の上で遭遇したときに、同じように不快感を覚えたらこれは職業倫理として問題ではないのか？　そのようなことについて考えているのであった。実際、いけ好かない相手だから治療に「手を抜く」とかぞんざいに扱うことは許されまい。そうではなくて、職業モード下においてもやはり「いけ好かないタイプだなあ」と心ひそかに思ってしまうことは、問題なのかどうか。思うだけにとどめておけば構わないという意見もあろうが、思ってしまえばそれが無意識のうちに態度に滲み出てしまう可能性は否めず、だから問題なのだといった話である。

　精神分析においては逆転移という言葉があり、その意味するところはフロイト以来さまざまに変化してきているが、いちばん広い意味では医師やカウンセラーが患者に向ける感情的な態度や心理反応すべてを指す。つまり野球帽の患者に何だか苛立ちを感じてしまうというわたしの感情も逆転移の一種ということになる。そうして逆転移をとにかく「よろしくないこと」と見做《みな》す考え方もあれば、苛立ったのはまぎれもない事実なのだからむしろその事実を医療者はきっちりと自覚して、それに基づいて相手の立場を理解していくことが重要だとする考え方もある。仏様みたいなドクターもたまにはいいけれど、率直かつ自分を冷静にモニター出来る医師も大切で（Dr.23—**世間一般と同様の喜怒哀楽を感じるものの、それを冷静に自覚し診療の材料に出来る医師**）、両者が共存している世界がおそらくベストなのである。中学の同級生を連想して苛立つようなわたしの態度は、その底の浅さにおいて非難されるべきなのであろう。

　と、ここまで書いてあるケースのことを思い出した。病院で当直をしていたら、朝の七時過ぎに男Aが実母と一緒に外来へ来た。この時刻はなかなか微妙で、もはや当直医が夜間診察で扱う時間帯ではなく、といって通常の外来診察がスタートするにはまだ間がある。しかし玄関は開いている。病状が急を要するのならば時間など関係がないのはもちろんだけれど、Aはイライラや空虚感で寝られず、明け方になっても気が落ち着かないのでタクシーでやって来たという。当直ナースはAの様子を観察して緊急性はなさそうだと判断し、外来診療が始まるまで待合室で待ってほしいと伝えた。ところが本人はそれが不満で、ならばそこで「いや、苦しいから今すぐにでも診てくれ」と意思表示するわけではなく、日本の医療体制はどうなっているんだなどとお門違いな文句を言いながら勝手に診察室に入り込んで電話機をがちゃがちゃいじったりし始めた。付き添ってきた母はおろおろしているだけである。困り果てたナースの連絡でわたしは外来へ赴いたのである。

Aは四十歳くらいのこざっぱりした独身男性で、母と二人暮らしであった。今まで精神医療を受けていたわけではない。ただし対人関係に問題があり、大学は出たが仕事は長続きせず、久しく引きこもりに近い状態なのであった。イライラや空虚感も毎度のことなのだが、その日に限ってむやみとこだわり、仕方なく母親はタクシーで県境を越えてかなりの距離を走り、わたしが当直していた病院へ「ここならきっと夜も昼も関係なく対応してくれるだろう」といきなりやって来た次第なのであった。

結論からいえばAはパーソナリティー障害であった。内心では「自分勝手な奴だなあ」と思いつつ、わたしは彼の相手をした。丁寧に話に耳を傾けるうちに、Aも気が落ち着いてきたようであった。パーソナリティー障害にありがちなことだが、他人に対する評価が、自分の都合で極端に変化する傾向が強い。当初は「こんな病院の医者」ということで敵意を示していたAは、徐々に当方を味方と見做すようになってきた。脇で心配そうにしていた母親を振り返り、四十男のAは「母さん、このドクターはいい人みたいだよ」と告げる。

とりあえず満足したようなので、安定剤を三日分だけ処方し、お帰りいただくことにした。するとAはわたしに雑談のような調子で言うのである、「僕は△△大学を卒業しています」。そう悪い大学ではない。本来の自分はもっと立派であるということをアピールしたかったのだろうし、そういったプライベートなことを口にすることでわたしに親愛の情を示したかったのだと思う。それに続けてAは言った、「で、先生はどこの大学の出身なんですか」。

出身大学を秘密にしなければならない理由はない。だからAの質問を受けて大学名を教えてあげても構わなかったのである。しかしわたしとしては、自己中心的なやり方で強引に時間外診察をさせられた挙句に、心温まる交流の証として彼に自分の出身大学を教えることなど「やなこった！」と思ったのである。他の患者ならまだしも、あなたにだけは教えたくないんだよ、と。個人的なテリトリーにAがずかずかと踏み込もうとしているような不快感をも、わたしは覚えたのである。

そこで淡々とした口調で、「わたし自身に関するプライベートなご質問には、お答えしないことにしているんですよ」と伝えた。そのことでおそらくAは鼻白《はなじろ》むことだろう、もしかすると見捨てられ不安に近い感情を掻き立てられて逆上する可能性もあるだろうと分かりつつも、遠回しな意趣返しとしてわたしは返答を拒絶せずにはいられなかったのである（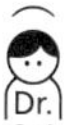

24―**わがままな患者に対して、陰険で持って回った意趣返しをする医師**）。

一瞬、Aはかなり意外そうな表情を浮かべた。すぐには意味が呑み込めないようで、そのまま母に促されて帰ってしまった。帰宅に際しては、電車を使ったらしい。

それから数日後、病院気付でAから葉書が届いた。宛名のところには、「◎◎大学出身・春日武彦ヤブ医師殿」と記されている。インターネットでも使って大学名を調べたのであろう。通信欄を見ると、わたしが処方した安定剤を服用したらふらついてホームから落ちそうになった、お前は人殺しのヤブ医者だと書いてあった。副作用でふらつきや眠気が出る人もいるから帰宅してから服薬しろと散々説明しておいたのに、薬をもらったらすぐに飲んだらしい。逆恨みされても困るし、それよりも「お前の出身大学なんか、教えてもらわなくてもちゃんと分かるんだぞ」と誇ってみせたかったのであろう。Aのタイプのパーソナリティー障害者はときおりストーカー的行動を示すので、まさに典型的な反応なのであった。それにしても四十男の振る舞いとしてはあまりにも幼稚である。

さて、わたしのAに対する態度は非難されるべきものであったのだろうか。寛容さに欠けると言ってしまうと身も蓋もない。もっとじっくり話し合うべきだったなどという非現実的な話も論外である。そんな余裕も気力もこちらにはない。

別に害にならないのならAに出身大学を教えてやれば良いなどと暢気《のんき》なことは言われたくない。生理的に不快なのに、冗談ではない。「あんたにだけは教えたくない」と言い放ったのなら問題だが、「わたし自身に関するプライベートなご質問には、お答えしないことにしているんですよ」と誰に対しても同様である旨を表明しているのである。結局のところ、その表明においてどこかシニカルなトーンが付帯していたのであろう。また本来ならば、「せっかくあなたが自分の母校を教えてくれたのに、わたしが出身大学を言おうとしないなんて納得がいかないかもしれませんね。ですが、医師としてあなたと向き合っているときには、プライベートなことは脇に置いておくというのがわたしの方針です。こういった『けじめ』をつけないと、診察なんだか友達づきあいなんだか分からなくなっちゃったりすることがあるんですよね。ですから白衣を着ているわたしは、あなたに出身校は言わない、そういう個人的なルールにしているんです」と優しく誠実そうに伝えれば良かったのであろう（それでもパーソナリティー障害では納得してくれるかどうか怪しいが）。そのようにきめ細かく釈明を行わなかったのは、無論わたしの性格的な問題もあるが、やはり相性といった問題もあったのだろう。なぜならAもまた、どことなくいけ好かない医者に対し、せっかく自分なりに譲歩し和解を求めようとしてやったのに拒絶されたという（自分勝手な）驚きが、怒りを倍増させたのであろうから。

こんな患者が好かれる

医師として、この患者ならば精神的に余計な負担を覚えずに診療が出来るなあ、といったケースについて考えてみたい。早い話が、「好みの患者」についてである。

あるドクターは、とにかく手間暇を要しない患者がベストと考えている。症状をあれこれと微に入り細にわたり訴えたり、延々と生活上の悩みなど語らず、処方箋だけもらってさっさと帰ってくれる患者である。すなわち慢性状態の患者であり、症状の安定した統合失調症がメインとなる。彼らの多くは、とにかく時間がかからない。機械的に処方を受け取りに来るだけであり、たまには多少の会話を交わしてみようとこちらから水を向けるとかえって迷惑そうな顔をすることさえある。実際、精神科の外来では、彼らのように三分診療で済む人たちと、神経症やパーソナリティー障害系のようにやたらと時間を要しかねない人たちとの組み合わせで時間配分のバランスをとることで、次々に現れる患者をこなしていくことになる。

統合失調症の患者は、往々にしてどこか素っ気ない。時にはまるで取り付く島がない。だから、本当は相談したいことや言いたいことがあっても、医師が積極性を発揮しない限りは黙ったままでいることが少なくない。悪く言えば、そこに「付け込んで」診察時間の短縮を図り、浮いたぶんの時間を他の患者に回すといった作戦を無意識のうちに実践していることが多いのである（Dr.25——**自己主張しない患者を、時間がかからず便利な患者だと見做す医師**）。ひどい話であるけれど、そうでもしないと外来の待ち時間が果てしなく延びてしまいかねないといった現状も確かにあるのである。

思い出すだけでむかつく医者がいて、この人物は大学で上司に相当する男であった。権力志向で男尊女卑でステレオタイプな思考の持ち主でつまらぬ研究に専念していて、品性下劣な下種《げす》野郎であった。したがって下種の頭文字をとってG医師と呼ぶことにしよう。
今でも使われているが、スルピリド（商品名はドグマチール、ミラドール、アビリットなど）という薬があって、少量ではうつ病、量を増やすと統合失調症に効くという不思議な性質を持つ。もともと胃潰瘍の薬として開発されたが、精神疾患に効果のあることが発見されて精神科の常備薬となったという変わり種である。病状をきちんと観察して使用すればなかなか便利な薬で、重宝する医師もときおりいた。しかし件《くだん》のG医師はわたしに向かって、「俺はもう臨床は十分マスターしたよ。ドグマチールで全部やっていけるし、だから診察は君たち若い人に任せたいなあ」と語ったのであった。ドグマチールで全部治せるんなら医者は不要であろう。それに医師の仕事は薬を出すことだけではあるまい。まあこいつに精神療法など出来る筈もないし試みても貰いたくないが、何をわけの分からぬことを言っているんだとわたしは立腹したのである。自分は患者を診るのが面倒なので、こんな馬鹿げたことを言って仕事を他人になすりつけようとする。精神医療をナメているのだろうか（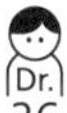

26—臨床を小手先の技術と考え、だから面倒なだけであるとしか認識出来ない傲慢医師）。

G医師は、外来で患者との約束をすっぽかしたことがあった。仕方がないので代わりに診察し、カルテには「患者との約束はきちんと守れ、それで医者か？」とメモを挟んでおいてやった。それを見たG医師は、自分のすっぽかし行為よりは、目下の者（わたしのことである）が失礼なことを言いやがってといった反応しか出来なかった。で、どうしたかというと教授に言いつけに行ったのである。すると「お前のほうが悪い」と指摘され、しぶしぶわたしへ形だけの謝罪に来たのであった。情けない。最低の人間である。

まあそれはそれとして、ミスターG医師は「患者は美人に限るねえ」としみじみ言い放ったのでたまげたことがある。美女と差し向かいで喋れるうえに、頼りにされる。こりゃ男冥利に尽きるといった意味のことを平然と語るのであった。脳みそ腐ってないか、あんた？

美女と会話するイコール男の喜び、みたいな図式を普遍的な事実と決め付け、それを前提にして語ろうとするところからして精神の粗雑さが窺われる。この空疎さは何なのだろうか。しかも相手は患者として登場しているのである。合コンではない。キャバレーではない。病人なのであり、医者を選べないからこそお前のところに来ただけだろう。公私混同も甚だしい。

美人であることと精神症状とが関連する場合もあれば（美人ゆえに妬まれ苛められたと

か、美しさが仇《あだ》となって頭の良さや人間性を評価してもらえず鬱屈《うっくつ》してしまうとか、男につきまとわれやすいとかが、結果的にある種のストレスになることはあろう）、無関係なこともある。もしかすると美女であるという「救い」の要素があってもなお追い詰められてしまうところに、より深い病理が潜在している可能性があるかもしれないし、そもそも容姿端麗の人間として生きていくということを想像するのがわたしには容易ではない。ましてやG医師には困難を極めるだろう（いや、彼は案外自分の外見を魅力的と思っている可能性は高そうであるが）。そうなると心を病む美女の気持ちを汲み、共感しようとすることは結構荷が重いことになる。どこか理解の及ばない領域を心に持った人物と映ってしまう。そういった患者を治療することは、「普通の人」よりも大変だといったことになる。だがG医師は、そうした発想とは無縁なのである。相手を悩める人間（そして対等の人間）として見ていないのだから。

ところで美人であるということの気持ちを想像しかねるのならば、幻覚や妄想を持った人の気持ちを想像するほうがもっと大変ではないかと疑問に思われた読者もいるかもしれない。あるいは、患者の気持ちを汲むという点からは、心を病んだ精神科医こそがベストなのではないだろうか、と。

結局のところ、我々は自分の内面から相手に相似したものを取り出して、それを拡大解釈して理解した「つもり」になることしか出来まい。所詮は他人事でしかない。だが、せめて他人の心を推し量ることはとんでもなく難しいのだという「謙虚さ」を持っていなければまずいだろう。その点でわたしはG医師に引っかかるのである。またもしかするとわたしは美人の患者を前にすると、彼とは正反対に、過剰に気後れする傾向があるかもしれない。すなわち自分の劣等感が炙《あぶ》り出されてしまうのであり（Dr.27―**患者が美人であると、己のみっともなさを強烈に自覚させられて腰が引けてしまう男性医師**）、その点からすれば美人の患者とは相性が悪いといったことになろうか（G医師は、相性云々以前のところで責任を放棄しているから論外である）。

カルテを患者に見せるか

面接の最中に、患者へ、趣味について尋ねることがある。相手を理解するための手掛かりとしたいからであり、フレンドリーな雰囲気にしたいからでもある。たとえば趣味は読書であると相手が答えたら、じゃあ最近読んで感心した本は何であるかとか、今は何を読んでいるのかと重ねて質問することが多い（Dr.28―**親しみを込めたつもりで、安易に相**

手の内面へ踏み込むような質問を発する医師）。

大概は素直に答えてくれるが、一部の患者にとってはこうした質問はかなりプレッシャーになっているのではないかと最近ようやく気付いた。何気なく愛読書を尋ねることで、精神科医は勝手に深読みをしてとんでもない診断を下したり、ヘヴィーな薬を処方するのではないか。心の奥を見抜いて、秘かに自分のことを決め付けているのではないか。そういった心配をする向きもあるように思われる。

実際、疑ってみれば精神科医の言動はまことに油断がならない。口には出さないまでも、予想もつかない箇所で自分を試したり判断材料にしている可能性は濃厚だろう。それは結局のところ、治療方針という形で自分に舞い戻ってくる。本気でそのようには思っていないことでも、つい成り行きで口にしてしまうことは珍しくない。趣味は何かと聞かれて、ことさら趣味などないのだがそれでは無粋と思われかねないのでとりあえず無難なところで読書と答え、するとどんな本が面白かったのかと畳み掛けられた。苦しまぎれに最近話題になっているスピリチュアル系の本を挙げてしまったが、そのせいで自分を誤解されたくはないし、かといって今さら「口から出まかせでした、すいません」とも言えないし……と悩むような人は結構いるらしい。

統合失調症の精神病理に関して、自分の秘密が洩れてしまう不安、心の中が筒抜けになってしまう恐怖を指摘する考え方がある。この病気では、盗聴器が仕掛けられているとか監視カメラで見張られている、尾行されている、変装した人物が付きまとっている、テレパシーで心の中を読み取られている、街中で自分の悪口がさかんに噂されている、テレビで自分の個人情報が放送されているなどの荒唐無稽な妄想が出現するが、これらはいずれも自分の内面やプライバシーや秘密といったものが洩れ出てしまう不安感を表現している。病気ゆえに自我の壁が脆弱となり、心の内と外とを峻別しきれなくなるその不安に満ちた実感が、妄想の形で表現されているというのである。

となれば、こうした病理を抱えた人にはやたらと質問を浴びせたり、思わせぶりな態度を取るのは禁物ということになるだろう。気楽に趣味を尋ね、そんな交流を通して勝手に医者と患者との垣根を取り払おうなどと思ってみても、関係性が対等でないのだから医者サイドの一方的な思い込みに終わってしまうことも少なくなさそうである（**Dr.29—精神科医の発する質問や仕種がどれだけ患者に不安感や威圧感を与えかねないかを想像出来ない医師**）。

まったくのところ、医者は自分の一挙手一投足が患者へ予想外の不安を与えかねないことを自覚するべきなのだろう。だから紙のカルテにせよ電子カルテにせよ、どうも患者の前でカルテへ記入することにわたしは抵抗がある。患者が診察室を出たあとで、じっくりと記入したい。患者の側からすれば、何気なく口にしたおよそ情報としての価値などなさそうな言葉に医者が鋭敏に反応して、たちまちカルテに何やらコメントを記したりしたら不安に駆られるだろう。だが外来患者を次々とこなしていくためには、その場でどんどんカルテに記載していかないと時間が足りなくなる。大変によろしくないパターンである。ある病院で非常勤の外来を担当していた際には、診察を終えた時点でカルテは書き終えているものであるとナースは理解していたらしく、すぐに次の患者を勝手に呼び込もうとするので「余計なことをしないでくれ。患者さんを呼ぶのも俺がやるから、放っておいてくれ」と文句を言ったことがあった。工場の流れ作業と医療とを一緒にする発想は、実に腹立たしい。

　そんな次第で、わたしは診察中にはカルテは閉じておくのが原則である。電子カルテではスイッチを切っておくわけにいかないので、まことに気に食わない。患者の中にはやたらとカルテを気にする人がいて、ときには見せてくれと言う。何が書いてあるのか知りたい、と。そんな際には、躊躇することなく見せることにしているが（Dr.30—**診察中にそ**

のカルテを見せてくれと患者に言われたとき、ためらうことなく相手に見せる医師)、相手も内容をチェックするというよりもこちらの反応を見たいようである。珍しそうに眺めて、それだけで気が済むことが大部分である。

もっとも、あまり丹念に見られると、誤解を与えかねない記載があり得るのが精神科のカルテである。たとえば女性患者の場合、化粧が厚すぎるうえに口紅がはみだして変である、といったことが書かれる場合がある。化粧がどうしたなどとコメントされる筋合いはない、と不快に思う人もいることだろう。しかし慢性期に入った統合失調症の患者の中には、自身と現実社会との違和が、「おかしな化粧」といった形で表出されていることがある。となれば、こうした記載は重要な意味を持つだろう。

抑うつを示しているパーソナリティー障害系の女性だと、元気なくうなだれている割には化粧が念入りで、そのためにどこかちぐはぐなトーンを呈していることがある。躁状態だと化粧は派手どころか毒々しくなってしまうし、あまりにも時代遅れの化粧をしているとしたらそこに何か問題の一部が露呈しているかもしれない。化粧は重要な情報になる可能性があるけれど、化粧についての記載部分に目くじらを立てる人もあるだろう。

そんなことまで考えると、面倒だから本当はカルテなんか患者に見せたくないのだが、相手に不安感や余分な疑惑を覚えさせるよりは、その場でさっと見せたほうが互いにすっきりとすることが多いのである。患者としては、そのようなフランクな態度を見て、このドクターとの相性はそう悪くないかもしれない、などと思ってくれるかもしれない――と、わたしは期待するわけである。

治療は医師と患者の共同作業

本来、患者と精神科医とは手を取り合い、いわば共同作業によって心の問題を乗り越える筈なのであった。両者の目的が一致し、ましてや事態が切実であるならば、相性がどうしたといった類の話はもはや枝葉末節のことであろう。にもかかわらず、相性がどうしたとか双方の気持ちのすれ違いといったことばかりをわたしは語っている。どこかおかしくはないだろうか。

ひとつには、患者と精神科医その両者において、病状や事態に対する認識に温度差が生じることが多いことに注意したい。幻覚や妄想が出現する精神疾患では、往々にして患者は自分に異常があるとは考えない。おかしいのは周囲であり、おしなべて自分は被害者であると認識する。つまり病識（自分を病気であると自覚することを指す医学用語）がないということである。

病識がなければ、治療には非協力的であろう。自分を病人とは考えないのだから。そうなれば精神科医は患者にとって不快で押し付けがましい存在でしかない。ウマが合うどころの騒ぎではなくなる。たとえうつ病であっても、患者本人は自分が「うつ」であることを認めたがらないことが珍しくない。病気に逃避するのは卑怯であるなどと考えたり、自助努力が足りないだけのことであり医療とは異なった文脈の問題であるなどと本人が考えてしまいがちだからである。

いっぽう神経症では、むしろ患者自身が病気であることをアピールしたがることがある（それをはっきりと自覚していれば詐病である）。医療者や周囲から見れば、少なくとも緊急性を要したり切迫した事態ではないにもかかわらず、本人は天下の一大事とばかりに固執する。そうせずにはいられないところにこそ、まさに本人の苦しさや弱さが集約されていることになるが、だからいつも受容的に慈しみの心で対応すれば済むかといえば実際はそう簡単な話にはならない。

なるほど彼らは心の病《やまい》に苦しんでいる。症状があるがために仕事が手に付かなかったり、勉学を中断せねばならなかったりする。しかし症状が出現してくれているおかげで、苛酷な現実に直面せずに済んでいるという側面もある。病気のせいで自分の無能さや力不足が露呈せずに済み、それどころかさぞや無念であろうと同情されたとすれば、本人は病気が治ってほしいと思うと同時に治ったら困るとも思うことだろう。うっかり「治って」しまったら、自分の立つ瀬がなくなってしまう。そんな患者を医者の側から眺めるなら、治って当然のはずなのに意地でも治ろうとしない面倒な奴と映るかもしれない。患者の心のメカニズムが分かっていてもなお、同情よりも反感を覚えてしまうことはあるだろう（**Dr.31―患者の心のメカニズムを把握していてもなお、相手の振る舞いに寛容になれない医師**）。そうなったら、明らかに相性の合わない状態となってしまうに違いない。

パーソナリティー障害においては、もはや医師を困らせるために通院しているとしか思えないケースすらある。自殺未遂を図ったり反社会的な行動を重ね、医師が諭したり助言を与えてもそれを踏みにじることが人生の目的となっているかのように見えてしまう。医師がギブアップしても、それは患者を見捨てようとする行為であると逆恨みしてしがみついてくる。もはや、医師に何を求めているのか判然としないままクリンチの状態で経過していく。こうなると相性どころか互いに憎み合っているのに治療関係が持続しているような奇怪なことになってしまう。

しばしばパーソナリティー障害の人たちは処方した薬を溜め込んで、それをいっぺんに飲んで自殺を図ったりする。薬を溜め込むという時点において、もはや医師との信頼関係は成立していないだろう。さらには、医師が出した薬で自殺を図るわけだから「当てつけ」に近い。まことに不毛な振る舞いであり、何だか非常にちっぽけな範囲で自己完結している印象があって溜息をつきたくなる（Dr.32―**もはや治療目標が見えなくなってしまったままパーソナリティー障害の患者に翻弄される医師**）。

考えてみれば、患者側の要求と医師の思惑がうまく一致していることが精神科では少ないのである。つまり、患者の訴えを精神科医は額面通りに受け取らない傾向にある。不安を訴えれば抗不安薬を処方し、抑うつ気分を訴えれば抗うつ薬を処方し、イライラを訴えれば気分安定薬か抗精神病薬を処方し、不眠を訴えれば睡眠薬を処方する――漫然とそんなことをしていても、なるほど一時的には改善するかもしれないが、そのことによって病像が次第に趣を変貌させてきたり、もっと別な問題が露呈してきたりと事態は流動性を示すものであり、そこを見据えて適切に対処していかなければ「まっとうな」精神科医とは言えない。精神科は、宿命的に、患者が考えている問題点と医者が考えている問題点とのあいだにギャップが存在するのであり、そこが常に円満に埋め合わされるとは限らないのが厄介なところなのである。そうした観点からすれば、評判の良い医者が実は医師としてのポリシーを全く欠いた人物であるに過ぎないこともあり得るだろう（Dr.33—**患者の言いなりに薬を出し、望み通りのコメントを語ることで好評を得ているカラッポ医師**）。

とはいうものの、精神科医は底意地が悪い。患者へ「おもねって」いるふりをして、最終的にはしっかりと相手を自分の思惑通りにコントロールしていることだって少なくない。インターネットに名指しで精神科医の悪口を書くような人は、よほど用心しないと自身の浅薄さを公開するだけの結果となるだろう。

精神医療においては、医師と患者との関係性が対等であるどころか医師が権力者となり、患者の運命が医師の胸三寸で決められかねないといった構図が問題であると指摘されることも多い。冗談半分に、しかしどこかシリアスな光を目に宿しつつ「うっかり先生を怒らせたら、強制入院させられかねないからなあ」などと言う人がときおりいるのである（患者の場合もあれば、健常者の場合もある）。わたしからすればそういった言い草は相当に礼儀を欠いた不快なものであるが、相手には本気でそう思っている部分があるのだろう。

この点については、未来永劫おそらく不信感を拭い去ることは出来まい。精神疾患がなくなるとか、強制治療が不要となる世界はなかなか考えにくいし、もしそのような世界があるとしたら、表面的な平穏と平和の裏にはかなりおぞましいシステムが潜在していそうに思わずにはいられないからである。

精神科医に権力構造を重ね合わせてしまう人にとっては、互いに相性の良い医師と患者などというものは、ライオンとウサギが仲良く一緒に昼寝をしているような異様な光景に近いものとして映るのだろう。これまでの精神医療が内包してきた影の部分には、確かにそうした違和感を覚えさせて当然の歴史がある。

患者を破滅させる精神科医はいるのか

もしも今現在において、精神科医であるわたしが患者を破滅させようと思ったら、それは可能であろうか。何を以て破滅とするかが問題であるが、たとえば必要もないのに強制入院をさせることは出来るのか。静かにこの本を読んでいるあなたを、いきなり入院につなげることとは無理である。では外来診察室にいるとしたらどうか。わたしがあなたを挑発して怒らせ、それを精神症状だと言いくるめて強制入院させることは、あたかも可能なように思えるかもしれない。だがわたしがカルテに虚偽を記し、書類に事実無根を書いたとしても、スタッフ（看護師やワーカーなど）までは欺けない。あまりにデタラメなことをしたら、おそらく内部告発がなされるだろう。スタッフも「ぐる」なら理屈では可能かもしれないが、昨今においてはおそらく無理だろう。少なくとも、幽閉したまま外部との連絡も遮断して何年も置くことは無理である。行政もそこまで間抜けではないし、発覚した場合のリスクを考えればそんなことをする医師はいない、おそらく。

巧妙にあなたを騙《だま》し、かえって調子が悪くなる薬を与えることはどうであろうか。これは可能かもしれない。いや、医師に悪意がなくてただの無能なだけで、しかし結局のところ害になる処方をしている場合はある。しかも何年にもわたって。この件については既に第一章で触れてある。

思うに、患者側がある程度は医師を疑ったり批判的になっている場合には、おそらく精神科医に悪意があったとしても相手を陥れることは難しい。完全犯罪成立というわけにはいかない。ただし医師と患者とのあいだの信頼関係が希薄であることは、あまり良い治療結果をもたらさないだろう。他方、患者が医師を信用しきっていれば、まさか気まぐれに強制入院などさせることは無理としても、わざとマイナス作用となる薬を与えたり、カウンセリングにかこつけて相手を追い詰めることは出来る。だが、自分を信頼しきっている患者にそのような酷いことをする医師が存在するかどうかはまた別の話である。

そうなると、患者が医師に批判的かとか妄信的かといった話ではなく、やはり信用し合えるという意味で相性が合うか否かが大切な気がする。しかしそのあたりは、第一印象のみでなく、ある程度は治療を進めてみないと互いに分かってこないものであろう。まあ一目見ただけで生理的嫌悪感を覚えるといったケースは別だろうが、むしろそこまで感情がはっきりすると、かえって精神科医の気持ちは職業モードに切り替わって冷静になれるかもしれない。

基本的事項として、精神科医は患者に二つのことしか望まない。具合が良くなってほしいか、それとも関係性を解消したいか、そのいずれかである。前者は分かるであろうが、後者はどのようなことなのか。先ほどパーソナリティー障害のところで触れたように、援助する・されるといった関係性とは異なるつながりが生じている場合（実際のところは、屈折した心情を抱いた患者が医師につながりを強要している）や、医師として能力や努力の限界を感じているが成り行きからギブアップ出来ない場合である。実例を挙げるならば、こんなケースがあった。

七十を超えた母と五十を過ぎた息子、その二人だけで構成されている家族があって、息子は統合失調症に加えて重度の糖尿病だった。治療によって幻覚や妄想は押さえ込んでいるが、息子には物事をきちんと認識し判断する能力はない。少しでも周囲が油断すると、欲望に駆られて、たちまち糖分やカロリーをふやして糖尿病を悪化させてしまう。入院に至った際には、糖尿病性網膜症や足の指の壊死が生じる寸前であった。食事制限が欠かせない状態だったわけである。

さて母親が、困った人なのであった。見舞いに来たり、逆に息子が自宅へ外泊に赴いたりすると、すぐに菓子やコーラを与える。そして糖尿病が悪化する。母親に散々言い聞かせても、同じことを繰り返す。母親によれば、「私はこれから先、もう長くありませんですから、せめて生きているあいだに息子の喜ぶ顔を見たいので菓子やコーラを与えるのです」。なるほど菓子やコーラで息子は喜ぶだろうが、結果的には息子を不幸に追いやっているのだといくら説明しても、分かりましたといいつつ、やはり同じことを反復する。

ならば母親と本人とを会わせなければいいのだが、それはつまり母との面会禁止、外出や外泊も禁止ということである。ついでながら、母からの手紙もチェックしないと封筒の中にクッキーが入っていたりするのである。糖尿病のことを考慮すれば、息子の自由を大幅に制限しなければならない。退院や社会復帰どころではない。母への説得はいくら試みても無駄だし、こちらとしてもつくづく虚しくなってくる。母が気持ちを改めるか寿命が尽きるまで、息子にかなりの不自由を強いなければならないなんて、担当医としてはあまりにも寝覚めが悪い。

　率直なところ、そんなことを延々繰り返していると、自己嫌悪に陥ってくる。そこで母親に、「あなたが息子さんの健康管理に協力してくれない以上は、こちらとしても責任を持てません。あなたもわたしのことを小うるさくて人情の分からぬ奴と思っていらっしゃるでしょうから、いっそ医療機関を変えてはいかがでしょうか」と提案してみた。すると母親は、精神症状が改善したことに対しては当方をかなり評価していたらしい。そんな冷たいことを言ってわたしたち親子を見放さないで下さいなどと懇願するのである。こちらとしては、内心うんざりしつつも、母親の「妨害」を撥ね除けつつ治療を続けねばならない、ギブアップしたいと念じながら。

　と、このようになかなか関係性はクリアカットにはいかないのである。そしてわたしはその「困った母親」に悩まされつつも、案外と彼女とは相性が良いのかもしれないなどと感じることもあるのだった（Dr.34—**家族の愚かしい振る舞いに困らされうんざりしつつも、どこかその家族にシンパシーを覚えている医師**）。

第三章 技術と人柄

自殺志願者を説得できるのか

ビルの屋上の手すりを乗り越え、わずかな出っ張りに踵を乗せたまま数十メートル下の地面を見据えている自殺志願者。猟銃を片手に、女子行員を人質にして銀行へ立てこもる強盗。自らの手で頭からガソリンを浴び、ライターを片手にイライラしながら元恋人への恨みを叫び続けている自暴自棄の男。こうした人を警察が包囲し、さらに野次馬とテレビ局のクルーが遠巻きにしているような場面にたまたま遭遇し、しかもわたしが精神科医だからという理由で、彼らを説得しなければならないような状況に陥ってしまったら嫌だな——と、そんな突飛なことをときたま考えてしまう。

成り行きから、説得を断ったら人の道に外れるような雰囲気になってしまい、衆人環視どころかテレビに中継までされながら、わたしはおずおずと前へ進み出る。もしかするとハンドマイクを持たされているかもしれない。周囲は固唾《かたず》を呑んで見守っている。わたしは覚悟を決めて第一声を発するが、それは甲高くしかも裏返った声である。自分自身で「あ、こりゃ駄目だ」と瞬時のうちに悟るものの、もはや引き返せない。説得に当たったってはまず自分の名を名乗るところから始めなければいけないだろうと考え、しかし何となくテレビを意識して売名行為でもしているみたいな気持ちが生じてしまう。そんな躊躇が、声を裏返らせてしまったのかもしれない。

気を取り直し、「わたしは精神科医です。だけど、別にあなたの頭がオカシイなんて思っているわけではありません」と言ってみるが、余計に事態を悪い方向へ導いているような気に囚われる。相手の顔も、さっきより強張《こわば》っているではないか。

次の言葉が容易に出てこない。「え〜と」とだけ口にしてみるものの、何だか緊張感を欠いた接ぎ穂なので間が抜けて聞こえる。咳払いをしてから、「少しだけわたしの話を聞いて下さい、お願いします」と言う。うん、この台詞はまあまあだと思いつつも、「お願いします」は卑屈だったかな、と内心顔をしかめる。あらためて相手へ視線を向けると、拭い去ったように一切の表情が顔から消え失せている。「あれ?」と思った瞬間、飛び降り自殺志願者は空中に身を躍らせ、銀行強盗は女子行員の頭に押し当てた猟銃の引き金を絞り、ガソリン男はライターを点火する。

自分の目の前で惨劇が生じ、居合わせた誰もが息を呑む。血が、脳漿《のうしょう》が飛び散り、肉体は燃え上がる。わたしは「しまった!」と思いはするが、この展開は最初から分かっていたようにも感じている。気がつくとあたりは騒然とし、警官や野次馬に乱暴に押しのけられる。もはやわたしは不要であり、いやこんな幕切れを招いた〝戦犯〟として蔑《さげす》まれているることだろう。死体を前に、「すげえ」「むごい」などと声が上がっている。わたしは茫然としつつも、自分のことをどんなニュアンスでテレビが伝えているだろうかと、そんなことだけをぼんやりと心配している……。

やれやれ。どうしてこんなシチュエーションを、いくら暇だからといって、電車に乗っているときや歯医者で順番を待っているときに想像してしまうのだろう。後味が悪いことは十分に承知している筈なのに。

妙にリアルというか生々しく光景が描写されてしまうのが困ったところである。そしてこのエピソードには、わたしの「痛いところ」が集約されてもいる。それゆえにかえってマゾヒスティックに反復をしたくなるのかもしれない。

そもそも精神科医は、心の専門家ということになっている。単なる「心の病気」の専門家でしかないのに、あらゆる心の問題に精通していると受け取られる。それがために犯罪を中心とした「不可解な言動」の絵解きや、世間で流行している事象の解析やコメント、芸術作品や事件に潜む深層心理への言及、有名人の内面を明かしてみせる「精神分析もどき」などが、しばしば求められる。ただし分析や解析や意見の大部分は、誰もが漠然と思っていたり考えていることと変わらない。「さすが、精神科医が言うことには奥行きがあるなあ！」などと感心されることはまずない。もはやこれ以上に意外な意見や盲点を突く指摘などないことを確認するためだけに、精神科医が担ぎ出されている気配すらある。だがマイクを向けられている精神科医の多くは、自分がもっと期待されていると思い込んでいる気配がある（Dr.35—**精神科医として、自分は心にまつわるすべての事象を読み解けると思い込んでいる傲慢医師**）。

確かに診察室で患者と向き合っていても、カウンセリングなのか人生相談なのか分からないようなことをしていたりする。病気のことや薬のことのみならず、恋愛問題や職場での恨みつらみ、近所付き合いや引っ越し、友人とのトラブルや金銭的な悩み、宗教や生きがい、自分探しや人生の意味といった具合に、あらゆる苦しみや疑問が持ち込まれる。そうしたものに日々対処しているうちに、横町の隠居や占い師ではなくてむしろ教祖や賢者に自分を重ね合わせる傾向の医師が出てきても不思議ではあるまい。もっともそこで羞恥心や内省や自己嫌悪が作用しないところが異様ではあるのだが（Dr.36—**もはや自分が一介の精神科医なのか人生の達人なのかプチ神様なのか分からなくなっている医師**）。

「診立て」の基準とは？

いったい精神科医の技量とは、どのように理解をすればよいのだろうか。

まずは診立てということになろうか。診立て、すなわち診断と病状の重さの把握である。これが治療方針を決めるのであるから、ここで誤ったらとんでもないことになる。

では診断はどのように行われるのか。何でもかんでもマニュアルが求められる時代ゆえに、たとえばチェックリストみたいなものがあって合計20点だから即ち統合失調症であるとか、そういった診断はしていない。唯一、認知症に関しては長谷川式簡易知能評価スケール（通常は長谷川式ないしはＨＤＳ-Ｒと呼ばれる）が多くの場合に用いられ、これは「お歳はいくつですか？」（二年までの誤差は正解とする）とか、「今日は何年何月何日の何曜日ですか？」「１００から7を順番に引いていって下さい」「知っている野菜の名前を出来るだけ多く言って下さい」（10個言えれば満点の5点、9個で4点、以下順々に6個で1点、5個以下は0点）などの質問が用意され、満点が30点で20点以下は認知症が疑われるとされる。通常は、この点数のみならず頭部ＣＴ写真で脳の萎縮を以て認知症と診断する。ただしクリニックではＣＴ撮影は出来ないのが普通であるし、長谷川式でのチェックが困難な年寄りも結構いるのである。

たとえ実際に認知症であっても、ことに初期の場合は、当人も自分がボケているのではないかと危惧したり不安に感じていることが少なくない。あるいは違和感に近いものを覚えている。そういった相手にテストをすると、つまり現実を思い知らされることへの恐怖と反発から、怒り出したり拒否することがかなりある。それに「今日は何年何月何日の何曜日ですか?」といった質問が、まるで馬鹿にしているように感じられることだってあるだろう(たとえその質問に答えられなくとも)。だから診断のためだからといって、闇雲にこのテストを行えばよいというものではない。

わたしは精神保健福祉センターに勤めていた頃、認知症の疑われる老人の自宅を訪問して診立てをもっぱら行っていた時期がある。このときには、長谷川式のスコアが得られれば説得力が生じるので可能ならば施行してはいたが、相手が嫌がりかねないときは無理強いしないことにしていた。それで相手を怒らせてしまうと、以後のアプローチが順調にいかなくなるからであった。ところが客観的データ至上主義みたいな医師もいて、テストを無理強いした挙句に老人から怒鳴られて仕事中断で逃げ帰ってきたりするのである。いったい何のためのデータなのかと首を傾げざるを得なかった。きちんと本人を観察し、周囲からもじっくりと話を聞きとれば、テストを省略しても診断に迷うことなどまずないのである（**Dr.37—診断用のテストを行うことばかりにこだわり、結果として相手から拒絶されてしまう本末転倒な医師**）。

精神科の臨床で、長谷川式以外にはまずテスト用紙が持ち出されることはない。研究用のデータを取ったり、医師がことさら特定の分野に関心を抱いているような場合を別にすれば。ただし医療機関によっては、一律に不安評価尺度みたいなテストを初診の患者全員に課しているところもあるようだが、必須というほどのものではない。またロールシャッハ・テストも滅多に行われない。ときには鑑別診断（まぎらわしい病像を呈しているときに、疾患の区別を目的になされる診断）のために、あるいは神経症レベルで精神構造を詳しく知るために施行されることはあるものの、通常は心理のスタッフ（臨床心理士など）が手掛ける。きちんとロールシャッハ・テストを行い結果を整理出来る精神科医は少ないのである。大学の教授であっても、出来ない医師が大部分の筈である（蛇足であるが、ロールシャッハ・テストを行えないことがヤブ医者を意味するものではない。ジャンボ機の機長が、必ずしもエンジンの整備が出来なくとも構わないのと似た話に過ぎない）。

昨今では ＤＳＭと称される診断マニュアルが流布している。ＤＳＭとは Diagnostic and Statistical Manual of Mental Disorders の略で、アメリカ精神医学会が刊行している「精神障害の診断と統計のためのマニュアル」である。邦訳されたものは、大きな書店で簡単に手に入る。

DSMは、一見したところはなかなか魅力的である。診断の目安がまことに明快に示されているからである。たとえば境界性パーソナリティー障害について調べてみれば、9個の項目が列挙され、そのうちの5個以上が該当すれば自動的に診断が決まる。で、どんな項目が挙がっているかといえば、「自己を傷つける可能性のある衝動性で、少なくとも二つの領域にわたるもの（例：浪費、性行為、物質乱用、無謀な運転、むちゃ喰い）」「顕著な気分反応性による感情不安定性（例：通常は二、三時間持続し、二、三日以上持続することはまれな、エピソード的に起こる強い気分不快、いらいら、または不安）」などといったもので、ぼんやりと読んでいるぶんには、これならコンピュータでも精神科医が務まりそうな気さえしてくる。しかし実際には、たとえば浮気だとか成り行きのセックスについて、それが病的ニュアンスを示唆しているかどうか峻別することは容易ではあるまい。衝動性やスリルは大いにセックスを楽しくしてくれるのではないのか。あるいはムカつくことがどこまで異常なのか、そのあたりの判断も相当に困難な筈である。つまり一見したところは平易で具体的だが、実は臨床経験を積み疾患の本質を十分に理解しておかなければば使いこなせないマニュアルなのである。それどころか、「慢性的な空虚感」だとか「一過性のストレス関連性の妄想様観念または重篤な解離性症状」などという項目を吟味するには、かなりの問診技術や知識を要するだろう。

といった次第で、DSMを使いこなせるくらいならば、こんなものを盲信する必要などない。いやそれどころか、DSMは非常に癖がある。過去に何度も改訂を繰り返してきたDSMであるが、所詮はアメリカ人の極端さがもろに反映している。その顕著なものが、神経症という診断名の消滅である。フロイト以来の伝統的な考え方が否定されてしまったわけで、精神分析の大国がずいぶんなことをするものだと驚かされた。まあ概念そのものが消え失せたわけではないが、神経症という名称を払拭《ふっしょく》するというのは過激に過ぎないだろうか。それこそアメリカの趣味をグローバル・スタンダードと称して押し付けてくるような不快感を覚えずにはいられない。

揚げ足をとる患者

先日、外来である患者に向かって、あなたの診断名は神経症であると説明した。ところがその人はインターネットを検索し、DSMからその名称が削除されたことを知り、そこから誤った解釈をした。すなわち、いまさら神経症などと診断するなんて時代遅れの不勉強な医者であると。そこでその人は次の診察時に、うすら笑いを浮かべながら言うのであった。

「あのう、神経症なんて言葉はもう使っていないって聞いたんですけど」

あなたのその「どうだ、お前の尻尾を摑《つか》んだぞ」的な慇懃無礼《いんぎんぶれい》な態度と神経症の発症とのあいだには実は深い相関関係があると思いますよと、「ねちねち」絡んでみたくなったがさすがに大人げがないので、ＤＳＭの特殊性を説明するに留めておいたが、まったく困ったものである（**Dr.38—患者が聞きかじりの知識を口にしたからと、それに対して必要以上に反感を覚えてしまう医師**）。

本来、ＤＳＭは統計処理のときにデータの足並みが揃わないと困るところから作成されたものである。誤診とはまったく別の文脈で、医師それぞれの考え方や立場に応じてある一つの病態に異なった診断名が下されることがある。たとえば非定型精神病と称される疾患があって、これはストレスフルな状況に対して急性の混乱をきたし、幻覚や妄想や錯乱などの派手な症状を見せるものの治療によって比較的速やかに収まり、ことさら後遺症を残すこともないけれど再発を繰り返す可能性はある、といったものである。症状が頂点に達しているときには統合失調症と区別がつき難いし、使われる薬剤も統合失調症に用いられるものに準ずる。そういった意味では統合失調症のバリエーションと見做し、診断としては統合失調症に組み込む医者がいる。しかし後遺症が残らないところこそが重要であると考え、むしろ心因反応の範疇《はんちゅう》と捉え、性格的な要因に着目する医師もいる。あるいは症状の展開の急激な様子から癲癇《てんかん》類似の脳の器質的な障害に近いものと考える医師もいるし、状況因に着目して神経症的な病態の極端なタイプと考えることも出来よう。さもなければ、全く独立したカテゴリーとして非定型精神病を捉える立場もある。

重要なことは、それぞれ診断名やニュアンスに違いがあろうとも、だからといって医者同士が罵り合ったり揚げ足をとったりすることなく、冷静かつ前向きに話し合うことが可能な点である。非定型精神病を統合失調症の一環と考える医師はおそらく薬物療法を中心に据えるタイプの医師であろうとか、神経症寄りに捉える医師は症状が落ち着いた後の外来フォローにおいて環境調整とか家族への助言などに重点を置き、投薬は比較的早めに打ち切りそうだとか、そういった想像がつくから互いの立場を尊重しつつ話し合いをすればいいだけのことである。唯一の正解があるといったことではなく、診断や治療やフォローにおいて一貫性がきちんとあるかどうかが大切なのである。一貫性が保たれていれば、好き嫌いはともかくとして少なくともいい加減な医療、出鱈目《でたらめ》な医療とは一線を画することになる（したがって医師と患者との出会いで大切なことの一つは、医師がどのような立場での一貫性を保っているか、それを患者側が理解し納得出来るかということであろう。そこで擦れ違いが生じると、誠実で腕の良い医者なのに患者は不平たらたらといった悲劇も生じかねない）。

これはもしかすると法律家の立場に近いことなのかもしれない。法律家になるために重要なのは六法全書を丸暗記することではない。もちろん六法に精通していることは必須だが、それよりは揺れのない一貫した（そして明快な）考え方の有無こそが問われるのだと聞いたことがある。おそらくそれに近いことが言えるのではないだろうか。

といった次第で、神経症なんて病名の存在しない精神科の体系があっても構わないのだけれども、それをグローバル・スタンダードみたいな顔で押し付けてこられると、正直なところ、辟易《へきえき》する。マニュアルとしてはＷＨＯ（世界保健機関）が定めたＩＣＤ（国際疾病分類：International Classification of Diseases）というものもあって、こちらには神経症はあるし全体的によほどバランスは取れている気がする。厚生労働省がらみの正式な書類には、診断名と一緒にＩＣＤでの分類番号を併記するよう求められているものがある。

少なくとも疾患のカタログとしては、ＩＣＤのほうが「まっとう」と見られているわけである。

診断の基本はパターンを見抜くこと

診断の話に戻ろう。医師はいちいちチェックリストに丸を付けたりスコアを計算して診断をしているわけではないのであった。では実際にはどのようにしているのか。

パターンを見抜く、ということである。類型診断と言い換えてもよいだろう。たとえば抑うつ気分を訴えている患者がいたとする。このとき、「うつ」な心にばかり拘泥《こうでい》し、うつ→うつ病、などと判断するのは素人である。精神科の疾患でうつを呈することのないのは躁病だけである（しかも躁病の多くは、時間の推移とともにうつを示す）。統合失調症だろうと認知症だろうとパーソナリティー障害であろうと薬物中毒であろうと神経症であろうと、うつを呈する可能性はある。いや、病気でなくとも、我々は嫌なことやつらいことがあれば、いくらでも抑うつ的になる。天気が悪かったり、お気に入りの映画スターが死んだり、猫が帰ってこなかったりしても、たちまち「うつ」になりかねないではないか。

うつ病には、いわば「うつ病らしさ」とでも言うべきパターンがある。それは当人の性格や人生の営み方、ストレスへの対処の仕方、最近の生活状況、「うつ」の生じた経緯やそれに伴う心身の変化、「うつ」とはいうもののそれは具体的にどのような精神状態であるのか、周囲の人たちとの関係性、当人は今の自分をどのように評価しているのか等々の情報を通して炙り出されてくるイメージであり、それをいかに見抜くかが診断の「腕の見せどころ」ということになる。ゆえに経験が大いにものを言うし、才能ないし感性の有無も歴然としてくるだろう。絵画の分野になぞらえるなら、対象を大摑みに捉えることにおいてデッサン力に近いのかもしれない。

　パターンを見抜くことを、印象に基づく曖昧な判断と揶揄《やゆ》する人もいることだろう。しかしパターンを見るという行為は、小手先の判断ではない。その人のトータルを見るということであり、人生と病気とを別々に切り離して考えるのではないことを意味している。また、うつ病を例にするなら、抑うつ気分が目立たず身体症状や自律神経失調症状が前景に立つタイプがある。こういった病態をいちはやくうつ病に結び付けるためには、パターンを見抜く、全体を視野に収めるといったスタンスが最良ということになるだろう（**Dr.39—患者が抑うつ気分を全く訴えなくとも、それがうつ病である可能性をきちんと思い描ける医師**）。

ではそのような「病気のパターン」はどれくらいあるだろうか。

まず、精神疾患がいくつくらいあるのかを考えねばならない。細かく分ければいくつにもなる。また、引きこもりだとか帰宅拒否症候群みたいに病名ではないが世間的に流布している名称もある。

それはそれとして、わたしが普段カルテに記している病名は、せいぜい六つである。すなわち、(躁)うつ病・統合失調症・神経症・パーソナリティー障害・器質性精神疾患(認知症を含む)・依存症であり、これは体系的というより実際の頻度や利便性に基づいて挙げてある。とりあえずこの六つでおおよそ事足りる。ただし神経症でも「強迫神経症」とか、パーソナリティー障害でも「境界性パーソナリティー障害」とか下位分類を付け加えることは多いし、先ほど述べた非定型精神病などは例外的にそのままの病名を記載するが。

それぞれの病名において、パターン(つまり普遍性のあるバリエーション)は十〜二十くらいではないだろうか。したがって私の頭の中に入っているパターンは全部で百ぐらいということになる。あえてどぎつい言葉で換言するなら、すなわち「人の心の狂い方は百種類しかない」ということである。

こんなことを記すと、反感を覚える読者も多いのではないだろうか。人の個性は千差万別、それなのに精神の壊れ方がたった百種類と決めつけるのはずいぶん乱暴な話である、と。わたしも同じように考えていた時期がある。ところが実際に臨床に携わり、数多くの症例と接してくると、やはり百程度かもしれないといった実感が湧いてくる。

他の場所でも書いたことの繰り返しになるが、心を病むという事態は切羽詰った状況に他ならない。まさに心の緊急事態なのであり、余裕などない。そういったときには個性とか個人差といった微妙なものは消し飛んでしまう。裸足で画鋲《がびょう》を踏んづけたとき、我々が口から発する痛みの声は「イテテ」「あっ」「Ｏｕｃｈ！」――ま、そういった似たり寄ったりの声でしかないだろう。ユニークな叫び声、前代未聞の奇天烈な苦痛の声を上げる人はいない。精神症状も、それを心の叫び声と考えてみれば、案外と似たようなパターンに収斂《しゅうれん》してしまうことが分かるのではないだろうか。

それにしても心の狂い方が百だけ、というのは身も蓋もない。人によってはロマンに欠けると言いたくなるかもしれない。しかし構わないではないかとわたしは思うのである。ロマンと言えば耳に快いが、それは迷信や偏見にもつながりかねない心性である。臨床の場には馴染まないと見做しておいたほうが、医療行為はスムーズに進むのではないかと考える次第である。

診断という技術の中核はパターンを見抜くということなのであった。だからときには驚くほどの短時間で診断がついてしまう。それは典型的なパターン通りの患者と出会ったときである。また逆に、なかなかパターンが見抜けないケースもある。あるいはパターンを見誤ることだってある。が、それは世間一般で考えられているところの「ヤブ」とか誤診とは違う。つまり出鱈目とか当てずっぽうとは話が異なる。時間経過と共に、あるいは「とりあえず」の治療の進展と共に次第にパターンが浮き出てくる、そのプロセスの途中と捉えたほうが適切ではないだろうか。

さて、パターンが見えそれに準じて病状の重さを見据えたならば、必然的に治療法も決まってくるだろうし、今後の経過もある程度予想がついてくる。そこで患者本人や家族に医師から説明がなされることになる。この説明は、たんに医学的な事実を相手に投げ出せばよいといったものではない。治療に当たって、本人や家族なりの覚悟や協力を要請するものである。

統合失調症の場合について考えてみよう。この疾患の説明においてもっとも医師が悩む項目は、「病気は治るか？」という点であろう。患者サイドは、風邪や膀胱炎が治るように「けろり」と治癒することを切望している。だが統合失調症はむしろ慢性疾患と考えねばならない。つまり糖尿病や高血圧と同じで、完治といったイメージにはそぐわない。コントロールを図りつつ生涯を過ごすといった話になる。だから治らないと言えばその通りであるし、しかし服薬をきちんとしていれば安定して暮らしていける。このあたりをなかなか分かってもらえない。再発（再燃）予防のために薬を飲み続ける必要があると伝えても、それを受け入れ切れない患者が結構いる。

「じゃあ僕は一生ずっと医者の言いなりになりながら、薬をやめられないってことなんですか⁉」と、気色《けしき》ばんで尋ねてくる患者もいる。「うん、残念ながらその通りだよ」と答えるのも一つの選択肢だが、さすがに躊躇せざるを得ない。事実なんだからそれを伝えればOKと思うほど精神科医は鈍感ではない。

「あなたにとって、薬を服用するのは仕事です。したがって、せめて定年、つまり六十歳から六十五歳くらいまでは服用して下さい」と説明したこともある。じゃあ六十五歳を過ぎたら服薬は終了かといえば、ケースによりけりだが若い頃に比べてかなり薬の量は減らせている筈だから、まあその時に考えればいいやといった安易な発想ではある。こうした説明をした時、患者は決して納得していたわけではなかったが、わたしがこのように説明を工夫したといった努力に免じて同意してくれたようなのであった（**Dr.40―説得の内容がいまひとつであることは承知しつつも、熱意や工夫が相手に伝わる可能性を信じて説得を試みる医師**）。

先日、わたしの担当している患者ではなかったが、いきなりわたしの外来にやって来た青年がいた。その患者（統合失調症のB君）は、もう薬なんか飲まないことにしましたと、わざわざ宣言しに来たのである。そんなことは担当医に直接言えばどうですかと返すと、担当医とは折り合いが悪いのであなたに言いに来たと答える。仕方がないので、服薬の必要性を諄々《じゅんじゅん》と説いたが駄目なのである。ご両親はどう思っているのですかと尋ねると、親も無理に薬を飲まなくても構わないと言っていると答える。カルテを参照してみると、なるほど親も非協力的らしい。困ったものである、どうすればよいだろうか。

幻覚や妄想が出現していたり、興奮して暴れたりすれば、B青年は強制入院の対象となるかもしれない。すると彼の「意見」は、再燃した「症状」の一環であり妄想の一種であると見做して強制的に治療を図れるかもしれない。が、今の彼はそこまで具合が悪いとは思えない。薬を服用するのは本人の意思次第だし、注射も拒否するだろう。妥協点はどうしても見出せない。

ここでわたしがどのように考えたかといえば、もはやB青年を説得は出来ない。けれども彼がわざわざ服薬を止めると宣言しに来たということは、本人なりに不安や「ためらい」があるということなのだろう。ならば差し当たってはB君の意向を尊重する形で彼との関係性を保つことを心掛けたほうが得策であろう。という次第でわたしはB青年に向かって語った。

「分かりました。医者としてあなたが服薬を中止することはとても心配なのですが、無理強いは出来ません。仕方がないです。ただし、もしも調子が悪いなと感じたら、意地を張らずにすぐに相談にいらして下さい。それを約束してくれないと、わたしとしては不安でたまらないのです」

結果的に自分の主張が通ったので、彼は満足して帰って行った。遅かれ早かれB青年は病状が再燃し、もしかすると入院に至ってしまうかもしれない。とはいうものの、その危惧については既に本人に伝えてある。入院をするにしても、彼は被害的な気持ちはあまり抱くまい。服薬の重要性を身に染みてもらうことも時には必要だろう。いずれにせよ、この病気は長期戦なのだから、やはり医者―患者の信頼関係こそをトップに据えるべきだとわたしは考えたのであった（Dr.41―**治療における優先順位として、医療者と患者との信**

頼関係を第一と考える医師）。ただしその考えが本当に正しいかどうかは分からない。みすみす具合が悪くなりかねないのにそれをわざわざ見過ごすなんて、医療者の風上にも置けないと憤る人がいてもおかしくはあるまい。

　いやはや医師の誠意といっても、それがどのような形で具体化されるかには大変な幅の広さがある。相手を押さえつけて強制入院させることを以て（リスクを引き受ける覚悟で）医師としての誠実さとする考え方もあるだろうし、関係性を重んじるべくとりあえず医師が譲歩することが重要だとする考え方もある。説得の仕方が不十分だ、相手が根負けするまで説得をするところにこそ誠意が宿っているのだといった考え方もあるかもしれない。じゃあわたしも一緒に薬を飲むから君も飲んでくれと提案するのが、医師の熱意であるという考え方もあるかもしれない（わたしは御免こうむるが）。熱血ドラマの主人公みたいに、泣きながら相手の胸ぐらを摑んで「これだけ言っても分かってくれないのか！」と声を震わせるのがよろしいという考え方もあるのかもしれない（そこまでわたしには思い入れはないが）。結果が裏目に出たとき、医師を批判することは実に容易なのである（Dr.42—**患者のためにと思っての判断なのに、結果が悪かったゆえ誠意の欠如と決めつけられてしまう惨めな医師**）。

精神科医はどのような「顔つき」か

患者に安心感を覚えてもらおうとして、笑顔を見せつつ患者へ病気の説明を行った。しかし患者としては、自分がこんなに苦しみ、しかもきわめてシリアスな話がなされている最中に医者が笑うなんて不謹慎だと立腹するかもしれない。わたしは患者から「あんた、何が楽しくてニコニコしてるんだよ、そんな場合かよ!」と罵倒されたことが何度かあり、笑みを浮かべている自覚はないのだけれど心に余裕を持とうとすると、どうやらそれが「シリアスな状況にそぐわないニコニコ顔」として表出されてしまうらしい。

以前テレビでニュースを見ていたら、幼い娘を殺された親がインタビューされていて、その際の表情が「口元にだけ笑みが浮かんでいる」というものできわめて異常な印象を与えてきた。常識からすれば、沈痛な面持ちか怒りに歪《ゆが》んだ表情を見せるのが当たり前ということになるだろう。だが心を落ち着けようとかレポーターへの気配りといったものが「場違いな笑み」といった形で出現してしまうことは不思議でも何でもない。調子の悪い患者を前にした医師が、内面は嵐なのに笑みを浮かべるようなことだってあるだろう。そういった点では、人柄もさることながら常に心に余裕を持った医師こそが誤解やトラブルを避け得るということになるのだろう（Dr.43—**お前の顔つきは不謹慎であると誤解されてしまう焦り気味の医師**）。

何年も前のことである。ある中堅クラスの医師が外来診療をしているのが、壁越しに聞こえてきた。当方はちょうど患者が途切れたところだったので聞くともなしに聞いていたら、ずいぶん馴れ馴れしいというか慎みに欠けるというか、どうも品格に欠ける喋り方をその医師はするのである。

「うん、そりゃあ布団に入る時間が遅過ぎるんだな。だから朝寝坊につながってしまうんだな。当たり前の話じゃないの、困ったもんだなあ君も。わはははは」

そのぞんざいな口調が、どことなく取ってつけたような印象で癇に障るのである。あんな不躾《ぶしつけ》な言い方をされて、患者はよくもまあ立腹しないものだと思った。

そのドクターは、普段はそんな口調で喋ったりはしない。つまり患者用のトークなのである。彼なりの親しみやすさ、気の置けない雰囲気というのがあの喋り方として示されているのであり、つまりあれは彼なりの演出なのであった。だがあまりにも不自然で、気持ちを攪乱《かくらん》される。素人の女性が宝塚の男役の台詞回しを真似ているみたいな気持ちの悪さがある（Dr.44—**頼もしさや親しみやすさを醸し出そうとして、しかし結果的には宝塚の**

男役の出来損ないみたいな口調で喋っているだけの変な医師）。

　壁越しのトークを聞きつつ思ったことは、なるほど精神科医は心の病気の専門家ではあるけれども、社会人としては誠に不器用な人物が多いなあということであった（もちろんわたしをも含めて、である）。ただし精神科医本人としては、あまりにもソツがなかったり立ち回りがうまい人間は無償の援助とかピュアな誠実さとは無縁だから医療者には向かないといった思いがあるような気がする。商売っ気剝《む》き出しの院長みたいな人物（**Dr.45――商売熱心で保険点数や薬価についてはやたらと詳しく、パンフレットには「優しさ」「思いやり」「親身」といった言葉をちりばめたがるオーナー医師**）に対して、大概の精神科医は冷ややかな目を向ける。そんなに儲けたいのなら、高利貸でもやればいいだろうといった気持ちを抱く。ドライに徹することが出来ないところに、精神科医としての矜持や自己満足の要素が関わってくる。

　まあそれはそれとしても、やはり精神科医は世間知らずである。ある高名な科学者に、編集者が一般向けの啓蒙書の執筆を依頼したという有名な話がある。その学者が書き上げた原稿は難解な学術論文そのものであった。そこで編集者は注文を付けた、もっと平易に分かりやすく書いて下さい、と。早速書き直された原稿を見ると、難解であった原稿の語尾、「である」を「です」「ます」調に変えてあっただけだったという嘘かまことか分からぬような話である。先ほどのぞんざいな口調で患者と向き合う医師のもたらした違和感は、語尾だけを書き換えた科学者の態度とどこか似ている。おしなべて精神科医には（いや、他の科の医師だって五十歩百歩だろう）、社会人としての機微に疎《うと》いところがある。

頓知が利いている精神科医

だが困ったことに、精神科医こそは世間の仕組みや事情に通じている必要がある。なぜなら、好むと好まざるとにかかわらず、精神科の面接は駆け込み寺的な側面を帯びやすい。神経症レベルなら、治療そのものよりも「より良く生きるためのヒント」的なトークのほうが効果的なことだってある。こうなると占い師や宗教家や詐欺師みたいな才覚が求められることになる。そして精神科の治療は非常に長期に（時には生涯にわたって）及びやすいので、社会復帰が難しくなるとやがて福祉を利用せざるを得なくなる。したがってケースワーカー的な、あるいは民生委員的なセンスまでもが重要になる。

医師としての腕は優れ、人柄も素晴らしいだけでは精神科医は務まらない。身の上相談に「頓知の利いた」答えを出せ、世の中の裏事情にも詳しくなければ困る。しかも精神科には精神科特有の「弱者」がいる。具体例を挙げてみよう。キャッシュカードの使い方が分からず、いまさら他人に教えてもらう勇気も湧かず、そのため銀行に振り込まれたお金には手を出せない人。鉄道の自動改札がいきなり「通せんぼ」をするのではないかと恐ろしくて、電車に乗ることが苦痛でたまらない人。食堂に行くとメニューを決められず、仕方なく毎日同じものを食べ続けている外食生活の人。職場で精神科の薬を服用すると同僚から「何の薬を飲んでいるのかい」と尋ねられ、そのことから精神病であることが露見するのが嫌なあまりに仕事を辞めてしまう人。年賀状が一枚も来なかったことを恥じて自殺を決意する人。道を歩いていたらまじまじと小学生に見詰められ、自分が精神を病んでいることが子どもにまで知れ渡っているのではないかと悩む人……。こうした人々の切実な気持ちに共感出来なければ仕事にならないのである（**Dr.46—善人ではあるけれど、パンがなければお菓子を食べればよいのではないかといったセンスしか持ち合わせていない医師**）。適切な助言を与えられなければ意味がない。そのためには、人それぞれが抱える「リアル」がどのようなものであるかを洞察する能力と、豊富な人生経験が必要だろう。

ここで、本章の冒頭に記したシチュエーションを思い出してみよう。自殺志願者や猟銃の引き金に指を置いた強盗や自暴自棄になった人物たちを説得しなければならない、思いとどまらせなければならない、というシチュエーションである。

渦中の人物が精神の「病気」であったとしたら、精神科医は必要な意見を警官や消防士たちに与え得るだろう。だがハンドマイクを片手に説得をすることはうまくいくのか。

精神科医がそれなりの能力を発揮出来るのは、病院とかクリニックといった建物があり、診察室があり、ナースやワーカーや受付事務の姿がちらちら見えるといった「構造」が存在しているときである。医師が白衣を着てカルテが机に置かれ、診察が終われば患者に金銭の支払いが求められる——そのような「構造」を前提としている。もっとも、現在わたしが週一回の外来を行っている病院では白衣を着ていない。これはたんに趣味の問題で、またわたしが白衣を着ていなくとも患者と区別がつかなくはないといった事情を見込んでのことである。バリエーションはあっても、基本的には右に記したような「構造」を背後に控えたうえで、医師は患者と向き合う。

構造というよりも、お膳立てと言い換えたほうが適切かもしれない。いずれにせよ、しかるべき道具立てと雰囲気とが準備されていなければ精神科医はたちまち無力になる。先ほどわたしは、フランクなつもりで馴れ馴れしくぞんざいな口の利き方を患者にする医師のことを書いた。彼の間抜けな「宝塚の男役もどき」の口調が、それでも通用しているのはまさに精神科診察室という構造体の内部で面接が行われ、患者は無意識のうちに「患者モード」を演じるべきと思っているからである。白昼の屋外で、ハンドマイク片手にあのわざとらしい不躾な口調で自殺志願者や強盗や自暴自棄男へ語りかけたら、たちまち怒鳴りつけられるか、せせら笑われるか、そのどちらかであろう。そして見物人の間からは失笑が漏れることだろう。おそらく彼は説得に失敗する。だが精神科の診察室の中でならば、彼が患者に自殺を踏みとどまらせたり入院を承諾させられる可能性は大いにある。

レンズだけがあってもカメラの機能は生まれない。シャッターや絞りやフィルムが、いやそれよりも闇を保持するボディーがなければ写真は撮れない。精神医療において、おそらく精神科医はせいぜいレンズの役割を担う程度でしかない。だから精神科医があらゆる心の問題に精通しているわけでもないし、他人の心を鋭く見抜いたり操ることによって人生を謳歌しているわけでもない。精神科医の技術も人柄も、相応の道具立てによって患者を予め気圧《けお》しておかなければ、微力この上ないのである。

人の行き交う路上にぽつねんと立つ精神科医は、まるで無力である。彼に比べれば、風俗の客引きや寸借詐欺師や美人局《つつもたせ》といった人たちのほうが遥かに生き生きと世の中を泳ぎ渡っている。それが世の中なのである。

第四章
優しさと支配

話を聞いてくれるのがいい精神科医なのか？

神経症の人が初診で来院したので、いつもと同じように診察をして一通りの説明を行い、処方についても解説をし、最後に「何か分からないことはありますか」と尋ねてみた。患者は三十過ぎの男性サラリーマンである。すると彼はしみじみとした口調で「先生は優しいんですねえ」と言うのであった。一瞬、わたしは混乱した。彼が嫌味を言っているのではないかと思ったからである。

もしそのサラリーマン氏に向かって、わたしが深い同情を示したり（ことに周囲の無理解について）、彼の訴えに対して「ああ、それはつらいですよねえ」などと共感の姿勢をはっきりと見せたのならば、優しいドクターであると判断されても納得がいく。だがわたしは、かなり淡々とした態度で彼に接したのであった。ことさら不親切ではなかったにせよ、素っ気ないと感じられても無理からぬトーンだった筈である。それなのに「優しいんですねえ」と言われたので、彼は腹立ちまぎれにわざとそんな反語的表現をしたのではないかと思ってしまったのである。

いくぶん困惑しながら、「シニカルで愛想がない医者だな、って感じる人のほうが多いみたいなんですけどね」と応じてみた。するとサラリーマン氏が言うには、「だって、ちゃんとわたしの話を遮らずに聞いてくれたし、必要ならば会社の上司にも説明するって言って下さったじゃないですか」。診察料を取っているんだから、それくらいのことはするのが普通と思うのであるが、彼にとってはどうやらそれが誠実かつ心優しい振る舞いと映ったようなのであった（Dr.47—**患者から優しい先生と言われて、咄嗟にそれを嫌味ではないかと疑ってしまう医師**）。

当たり前のことをして褒められるのは、さして嬉しくない。ただし、少なくとも彼が満足してくれたのだから、その点には医療者としての喜びを感じるべきなのだろう。そして、こうした日常診療の一齣《ひとこま》に心が弾むか否かが、おそらく開業医に適性があるかどうかの試金石となるのだろう（Dr.48—**患者とのささやかな心の交流に人生の豊かさを感知することの出来る医師**）。だからわたしが開業をしないのは正解なのである。

それにしても、ちゃんと話を聞いてくれた（しかも途中で遮らずに）ことに対しては、患者サイドからはこちらの思った以上に高いポイントが与えられる傾向が窺える。

少なくとも心理学系の学生を対象としたカウンセリング論の教科書を読むと、「傾聴」という言葉が強調されている。読んで字のごとく、耳を傾けて聴く。いや、全身全霊を込めて患者（カウンセリング論においてはクライエントと称する）の話を聴くことが重要であると述べられている。

なるほどこれは確かにその通りであって、どれほど荒唐無稽であろうと、どれほど独り相撲めいた話であろうと、あるいはどれほど語彙《ごい》が乏しく表現が稚拙であろうと、真剣にそれに耳を傾けてくれる人がいるなら、少なくとも当人は深い孤独感から解き放たれるだろう。これは重要なことであり、人は自分の心の中だけでくよくよと（さもなければ偏執的に）考えていると、思考はいくらでも暴走する。夜中に一人ぼっちで書いた詩や小説を翌朝に読み返してみると、大概の場合は顔を赤らめて破り捨てたくなるものであるが、つまり孤独感は心のバランスを狂わせやすい。どちらかといえば思い詰めたあまりに歯止めが利かなくなる方向に傾きやすく、しかも現実のリアリティーが介入してこないから、どこまでも加速がつきかねない。朝になれば太陽の光が現実感と分別とをもたらすわけで、つまり良き聴き手であるカウンセラーは夜明けの太陽みたいな役割を果たすことになる。

心を病んだ人は、決して支離滅裂なわけではない。逆に、きわめて論理的なことのほうが多いことはぜひとも強調しておきたい。論理的であることとそれが真実であること、ないしは現実にマッチすることとは別な話である。わざわざ「ゼノンの逆説」を持ち出さなくとも、現実離れした論理はいくらでもある。日本も核武装して他国から軽視されないように存在感を示すべきだといった主張にはそれなりにもっともなところがあるけれど、核武装といった安直な発想に飛びつきたがる精神こそが結局は国力を弱め国民の自尊心を骨抜きにしているのだといった意見もまた説得力がある。どちらの理屈に与《くみ》すべきかの判断に必要なのは、論理をより精緻にすることよりは視野をより広げることだろう。自説の論理性にばかりこだわっていては、たんに依怙地になるだけである。

　といった次第で、神経症の人もうつ病の人も統合失調症の人もパーソナリティー障害の人も、みんな自分なりの論理の帰結として、症状（非現実的な結論がもたらす不協和音が心身に反映されたもの。妬みも僻みも自己嫌悪も被害者意識も妄想も、どれも不健康かつ非現実的な結論をもたらす論理である）をより深刻なものにしている。自縄自縛の気配があり、そういった悪循環は一人ぼっちで自問自答しているうちは離脱が難しい。

　だから精神科医なりカウンセラーのところへ出掛け、自分の悩みを真剣に相談しようとした人は、何よりもその「腰を上げた」という事実において治癒への可能性を携えていることになる。そうしてその態度を賞讃し、孤独感の中で悪循環している思考へ「明け方の光」を与えるべく、医療者はじっと耳を傾けることになる。じっと耳を傾けてもらえた当人は、自分を肯定してもらえた気分になるだろうから、「優しい先生ですね」といった言葉が出てくることもあながち世辞や嫌味ではあるまい。

ただし医療者が肯定しているのは、患者の健全な部分に対してである。独りよがりの発想や、逸脱した思考を肯定しているわけではない。それは修正されるべきだろうけれども、それはそれとしてまずは当人をまるごと受け入れる。そうした態度に戦略がある。

カウンセリングでは、悩みに対していちいち具体的な解決を医療者が与えることはない。個別の悩みにそれぞれ対処していても埒が明かない。目指すのは、患者なりクライエント自身が自分を客観的に眺め、「論理をより精緻にすることよりは視野をより広げること」の重要性に気付き、それを以て人格的に成長することであるという。いやはや人格的に成長するなんてずいぶん大仰な言い回しだが、ちまちまとしたこだわりから脱却せよ、そうすれば心も広がって今までの悩みもアホらしくなってくるさ――そんな論法に近い。人生に行き詰まったときには海を眺めて大声で叫ぶに限る、そんな熱血ドラマのテーゼと大差がないのである、実は。

そういった次第で、カウンセラーはクライエントに語ることを促し、それに耳を澄ます。心の内を喋るだけでクライエントは「せいせいする」ことだろうし、他人に喋るためには事情や経緯を整理しなければならない。そうしたプロセスを通して問題の本質が見えてきたり、独りよがりな態度に気付くことも少なくあるまい。カウンセラーは基本的に説教も助言も指示も託宣もしない。

　では通常の外来で精神科医もカウンセラーと同じく振る舞うのか（ここで言うところのカウンセラーは、医師ではなく心理学科を卒業した臨床心理士などを指している）。世間では大差がないと思われているようだが、実際にはかなり異なる。何よりも、一回の診療に費やす時間が異なる。通常のカウンセリングは一回が四十五分とか一時間である。だが精神科医は、自費診療の特殊なクリニックでもない限り、そんなに長く患者の話を聴いていられない。いくぶんなりとも繁盛している病院ないしクリニックならば、患者一人の診察に割り振られる時間は平均で五分程度であろう。ただし薬のみを定期的にもらいに来るようなケースもあるから、そうした患者（さもなければ家族が代わりに来院することもある）は三分診療どころか九十秒診療となり、それで浮いた時間を「傾聴」へ回すことになる。もっともそういった実状を厚生労働省は理解していないようであるが。

　とにかくそんなふうにして生み出した時間を充てても（

しさを感じつつも、時間のやりくりに懸命に取り組む医師）、保険診療で毎回四十五分以上を一人の患者に費やすことは難しい。だからカウンセリングは医者の診察とは別にカウンセラーが自費扱いで、まったく異なるスケジュールで行うといった棲《す》み分けをしている医療機関もある。

てっとり早く言ってしまうなら、精神科医を相手に保険診療でじっくり話を聞いてもらうなんてことは無理なのである。本章の冒頭で述べた患者は、わたしのところへ来る前に、マスコミで有名なあるドクターのところを受診し、繁盛ぶりとは裏腹の性急な診察ぶりに失望していた（Dr.50—**有名になればなるほど診察が雑になるというジレンマを抱えたタレント医師**）。さらに、たまたまわたしに時間的余裕があったので、いくぶんなりともゆったりと耳を傾けることができたというだけの話なのであった（Dr.51—**実はヤブ医者なのに、閑古鳥が鳴いているゆえに丁寧な診察で患者から感謝される医師**）。だから最初に訪れた著名なドクターが必ずしもいい加減で不誠実とは言い切れまい。

もっとも、短時間でもその範囲内で患者に満足感をもたらす技量を持ってこそ名医であるといった発想も成り立つだろう。自分の話を途中で遮られたと感じさせずにうまく喋り終えさせるようなテクニックがあるとしたら、そのような腕を持ったドクターのところへぜひとも弟子入りしたいものである。

ちょっと余計な話をしておこう。わたしは腕時計を右腕にする習慣があるが、これは精神科医になってからの癖である。患者の話を聴きながら、いったいどれくらいの時間が経過したかを確かめたいことが度々ある（内心イライラしながら）。そうした場合、どうも左腕に巻いた時計を見ようとするとその行為が患者にはあてつけがましく映ってしまうらしい。「いつまでぐずぐず喋ってるんだよ、あんた」というジェスチャーと受け取られかねない。といってデスクに置時計があろうと、壁に掛け時計があろうと、そこへ視線を向けると患者はそれに敏感に反応してしまう。そこで苦肉の策として、腕時計を右腕に巻いておけば、カルテにメモでもするようなさりげない仕草でそっと時間を確かめられるのではないかと考えたのであった。ただし実際にはあまりスムーズには文字盤へ目を向けられない。むしろわたし自身の気休めのために、いつの間にか腕時計を右にする習慣になってしまっただけのようである（Dr.52——**自分で勝手に患者に後ろめたさを覚え、それを払拭すべくつまらぬ工夫を講じる医師**）。

診察時間が短い割にどうにか診療に区切りをつけられるのは、医師には薬を処方するという特権があるからに他ならない。「じゃあとにかくお薬を出しておきましょう」という一言は、診察における区切りを示す。レストランでフルコースを食べて、最後に出てくるエスプレッソみたいなものである。薬には、薬理学としての効果の他に、「あんたの悩みは、この薬一錠と釣り合う程度のものでしかないんだよ」というメッセージが込められているとも言えるだろう。患者としては、「なんだそんな程度のことだったんだ、俺の悩みは」と妙に気が軽くなることもあれば、逆に小馬鹿にされたように感じることもあるだろう。患者としてはまさに清水の舞台から飛び降りるばかりの決心で語った内容に対してカウンセラーが驚いたり動揺することなく耳を傾けていた場合に、そのことで自分の悩みが自分で信じていたほどには一大事ではなかったことに気づいて安堵する場合もあれば、人生の大問題を軽くあしらわれたように感じて不満を募らせることもある、そんな状況に譬えられるかもしれない。

やはり医師にとって薬は武器なのである。それは実際に精神に対して効果を示すと同時に、短過ぎる診療時間にメリハリをつけ、さらには医師にとっての気まずさや自己嫌悪を鎮める作用を有しているというわけである。

患者を支配しようとする精神科医

優しいとは、いったいどのようなことなのだろう。思いやりがあって親切、ついでに相手の立場になって物事を考えられるといった性質を指しているのだろうか。ならば医者は自分の身内を診るときこそ、そのような性質を十全に発揮することだろう。しかし通常、ことに病が重いほど、医者は身内を扱わないといった不文律がある。なぜなら、冷静な判断が家族に対しては下せず、つい目先の同情や不合理な感情移入に幻惑されてしまいかねないからである。結果として、不十分な治療しか行えなくなる虞《おそれ》が大となる。するとその論法を敷《ふ》衍《えん》するなら、優しい医者が患者にとって良い医者とは限らないといったことになってくる。

確かに、他人事であるからこそクールに事態を把握し、ベストな方策を選べるということは事実であろう。実直で誠実な人柄といった意味での優しさならばともかく、相手との距離をしっかりと取れないような形での優しさは医師に求められるべきでない。昔から医者が座右の銘とすべき言葉として「鬼手仏心」という成句があるが、なるほどまことにその通りであろう（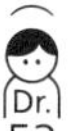

53—**酷薄で他人の心の痛みなど分からないくせに、それを冷静沈着の証であり名医の証拠であると自分で信じている医師**）。

まあそれはそれでともかくとして、優しい態度を示す人物が本当に優しい内面の持ち主であるとは限らない。優しさを装うことは実に簡単である。一種の演出能力に近いのではないか。たとえば異性に対して下心があれば、いくらでも優しい「ふり」など出来るだろう。そんなことすら出来ないとしたら、よほど純真無垢か認知に問題を抱えている。

悪意があるか否か、確信犯的か否かはともかくとして、人間にはコントロール願望とでも呼ぶべきものが備わっているようである。それは支配欲といったものに近いのかもしれないが、個人的な意見としては、支配欲がかなり明瞭な目的意識によって裏付けられているいっぽう、コントロール願望はもっと闇雲で、時には愉快犯に近いような無意味な衝動であるような気がする。もう少し具体的に述べてみよう。

パーソナリティー障害の一部、たとえば境界性パーソナリティー障害といったものの特徴のひとつとして、とにかく周囲を振り回し翻弄するといった行動様式がある。しかも、はっきりとした思惑などないまま、ひたすら他人を操り糸を引きたがる。他者を玩弄《がんろう》することそのものが目的のようにすら映る。もちろんそうした振る舞いの背後には慢性の空虚感とか見捨てられ不安、情動の不安定さといったものが指摘されようが、そのような前提はさておき、やはり他人をコントロールすること自体で何らかのリアリティーや全能感を得たいといった心性を感じ取らずにはいられないのである。

境界性パーソナリティー障害の女性患者Cを入院させたら、病棟がその人物によって混乱状態になったことがあった。まずCは病棟勤務のナースのうち、反りの合わない人物同士を鋭く見抜き、それぞれに「あの人はこんなことを言っていたわ」と互いの反目を強めるような話を巧みに吹き込み、最終的には何人ものナースを巻き込む形で人間関係にかなり深刻な諍《いさか》いをもたらした。また患者同士が互いに喧嘩をしたり誤解から混乱↓病状再燃に至るように暗躍したりもした（こうなるともはや犯罪に近い）。医師に対してもいろいろとアプローチをして、潜在的なライバル意識を煽《あお》るようなことをしていた。Cに対して、わたしは「悪魔みたいな人だな」と思い、恐怖に近い感情を覚えずにはいられなかった（**Dr.54―パーソナリティー障害の患者の言動に根源的な恐ろしさを覚えてしまった医師**）。

なぜCはあんなことをしたのだろう。単純に楽しかったのかもしれない。病棟のスタッフが混乱状態に陥れば自分にとって損になりそうだが、他人同士の喧嘩は眺めているぶんにはなるほど面白い。また世間に対する漠然とした意趣返しでもあったのだろうし、扇動者として自分のパワーを誇示してみたかったのかもしれない。彼女の振る舞いは異常であるけれども、そのいっぽう、誰もが心の奥に秘めているベクトルを極端に顕現させているような気もしてならない。

コントロール願望への視点の一端は、このような愉快犯的なものである。そしてもう一端は愛情とか優しさといったものに根差している。

愛情には、相手を尊重し、相手に不快感を与えたくないといった気持ちが含まれているだろう。けれども、相手を束縛せずにはいられない側面をも持つ。「あなたを愛しているからこそ、あなたにはこのようにしてほしい」「大切なあなただからこそ、こんなことはしないでほしい」といった気持ちが生じてくるのは当然であり、そうでなかったら愛情とは呼べまい。つまり相手に関心があり好意があればあるほど、無意識のうちにその相手をコントロールしたくなる。人の心にはそのような宿命がある。さらに、他人にコントロールされることは押し付け・強制・無理強い・束縛といった具合にマイナスイメージで想像してしまいがちだが、必ずしも不快で窮屈だとは限らない。もしもわたしが本気で陶芸家にでもなりたいと考え、尊敬する作家のところへ弟子入りしたとする。わたしは師匠に指導を受けることのみならず、あれこれ命じられたり無理難題を言われたり罵声を浴びせられることにすら充実感と喜びを覚えるのではないだろうか。尊敬する師匠にコントロールされることが、ひたすら嬉しく感じられそうに思える。おそらくアスリートとコーチとの関係にも似たところがありそうな気がするし、監督と俳優との間にもそんな図式が成立することはあるかもしれない。

結局、コントロール願望とは、さまざまなニュアンスを帯びつつも、人が人に関心を抱いた時点で必ず生じてくる「業」のようなものである。

と、いささか回り道をしたが、医師は患者に対して少なからずコントロール願望を発揮せずにはいられないことをわたしは話題にしたかったのである。カルテには服薬指導とか生活指導とか、取りようによっては実に不遜な語句が記される。それに精神科の場合、治すとか全快させるといった二項対立的なイメージよりは、病状をうまくコントロールし安定させるといった方向を目指すことのほうが多い。そうした目的においては、医師はまさにコントローラーそのものと化さねばならない。

ただしそのような医療行為のコンテクストのみならず、他者をコントロールする楽しみそのものに囚われている医師は結構多い印象がある（当人は楽しんでいるといった自覚はなく、医療者としての手応えを追求しているだけのように感じていることだろうが）。そこに気味の悪さを感じ取ることは稀ではない（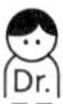

55―他人の命運を握り、そのうえで見せかけの優しさを示すことに快感を覚える医師）。

　カウンセラーと異なり、短時間で次々に診療をこなさねばならないといった事情もあり、医師は患者に対して傾聴に徹することが出来ないと既に述べた。そうなると患者の人格的成長などと悠長に構えていられない。コントロール・モードに入らざるを得なくなってくる。世間には「患者様」などという奇怪な日本語が広まっているが、それでもなお力関係において医師は患者よりも「偉い」。医師が患者に示す優しさには、往々にして患者が素直にコントロールされることと引き換えに提示される「ご褒美」といった含みがある（Dr.56——**患者の自由意思を尊重するかのごとき姿勢を見せつつ、思惑通りにならないとたちまち掌を反して素っ気ない態度になる医師**）。

　かつて、ある片田舎の精神病院へ派遣で赴いたことがあった。そこには国歌とか校歌、社歌のように「院歌」というものがあった。作詞は院長で、明るい未来へ向けて頑張ろうといった類の他愛ない歌詞だったと憶えている。作曲はそこの病院に入院していた比較的著名な作曲家であったそうで、だが口ずさむには結構難しい旋律なのであった。この院歌を、新年とかいろいろな行事（運動会やクリスマス会や県会議員の視察など）に際してすぐに歌う。いや歌わせられる。患者はおろか、看護師も医師も事務員も一丸になって歌うことになっており、そんなときにはプラカードに書かれた歌詞を看護師長が高く掲げて、まだ歌詞を暗記していない人々の便を図るのだった。

それがあまりにも当然のごとく行われるので、わたしは全国どこの精神病院にも院歌というものがあると思い込んでいた。ところがそのことを大学の医局で同僚に話したら、院歌なんてあるほうが珍しいことを知ったのであった。

今になって思い返すと、あそこの病院はいくぶん新興宗教じみた雰囲気に包まれていた。院長なりに信念があり、金儲けに走るとか院内暴力があるとかそういった意味での問題はなかった。院長が親代わり、患者は子どもたちといったヒエラルキーがあり、その線で真剣に医療が行われていた。わたしは自分より年上の患者たちの「兄貴分」みたいな立場を医師として割り当てられたのであった。運動会や学芸会みたいな行事が催されると、最後に院長以下医師が全員、代わる代わる壇上に登って患者一同へ「講評」を言わなければならない。重々しく、諭すように講評することを求められるのだった。わたしはこれが生理的なレベルでもう嫌でたまらず、あれこれ理由をつけてはその場に居合わせないようにしていた。いい歳をしてそんな姑息なことをしている自分に情けなくなった。

もし自分が患者となってあそこの病院へ入院したら、さぞかしげんなりするだろうなと思わずにはいられなかった。医者に威張られる筋合いなどないし、入院費を払いつつも院歌を強制させられるなんて冗談ではない。あの父性愛的な押し付けがましさというか威圧感は、心の根っこの部分を嫌な具合に揺さぶってくる。想像するだけで気分が悪くなってくる。きっと脱走というか無断離院を図るに違いない。

だがあの病院で、大いなる院長の庇護のもとでやっと安心感を得られる患者だっているのだろう。問題は、ああいった雰囲気の病院であることが、実際に入院してみなければ分からないということである。たとえ知らなかったにせよ、家族がわたしをあそこの病院へ強制入院させたとしたら、きっと家族を恨むに違いあるまい。

信念に基づいたコントローラーである院長だったが、当初は彼に腹を立てていたわたしは、最終的には和解をしたのであった。彼が純粋かつ不器用な人であることが判明したからである。短歌を詠《よ》み、時には患者への気持ちとして詠んだその短歌をカルテへ万年筆で記していたこともあった。自分にオーラがあると思い違いをするような俗物ではあったが、明治生まれの気骨みたいなものを感じさせた。患者としてのわたしが彼に身も心も委ねられるような心性の持ち主だったとしたら、さぞや人生は楽になるだろうと夢想したこともあった。院長の誕生日に、彼が書いた随筆をまとめて特別に装丁した書物を進呈したことがあったが、当時のわたしとしては最大限の賛辞だったのである。ただしその特装本の費用は病院に出してもらったのであるけれど（**Dr.57——誠実かつ信念もあるが、新興宗教の教祖と大差のない医師**）。

精神科医の瞬発力とは?

統合失調症との診断で数年来わたしの外来へ通ってきたS君という青年が、近頃具合が悪いらしい。なるほど通院も二カ月ばかり中断している。両親から相談を寄せられて、あらためて事態がまずいことになっていると知った。

おそらく服薬を勝手に止め（服薬しつつ外来へ通っている間はすこぶる安定していたのに、本人としてはいつまでも薬を飲まされるのが嫌になり、そっと服用を中止したら病状が再燃し、しかしその時には本人も病気の自覚を失っているので病院には行こうとしないで膠着《こうちゃく》状態となる——こうしたパターンは決して珍しくない）、具合が悪くなっているのだろう。両親からの情報から推測すると、一時的にでも入院させて治療の仕切り直しが必要と思われた。

彼のためにベッドを確保し、親が半ば無理やりにS君を連れてきた。本人はもう精神科なんかとは縁を切ったつもりなので、不平たらたらである。父親が、お前は俺の世話になって暮らしている身なのだから、とにかくドクターのところへ挨拶に行くのが礼儀というものだと、いささか不思議な説得をして病院へ引っ張ってきたのである。

　不機嫌そうなS君と、診察室で向き合った。これからわたしは彼を説き伏せて入院させなければならない。出来れば本人が納得した形で、穏やかに病室へ入ってもらいたい。力ずくは避けたい。あとで「しこり」が残っても困るし、外来には他にまだ患者がたくさんいる時間帯なので、騒ぎが起きると待合室の患者までもが動揺しかねない。やれやれと溜息を吐きたくなった。説得工作は何度やっても心身を消耗する。こうした作業はマニュアル化が出来ない。いわば状況を見ながらアドリブでやっていくしかない（Dr.58—**患者へ入院の必要性を説得する仕事を、何度繰り返しても自信につながらない医師**）。ただし、こうした当意即妙や機転を要する仕事にこそアドレナリン放出が全開となるタイプのドクターもいる（Dr.59—**方法論のない事態に対処することこそ己の血が騒ぐと心得ている、瞬発力に富んだ医師**）。

　わたしはさも困ったような表情を浮かべつつ、S君に小声で話しかけた。

「久しぶりだねえ」

「久しぶりも何も、僕はもうここの病院とは縁を切ったつもりなんで、関係ないです」

「あれ？　じゃあ薬を飲むのも止めちゃうの？」

「当然ですよ、薬なんて毒と同じじゃないですか。そんなものをいつまでも僕に飲ませて、そうやって儲けようってわけでしょ」

「わたしが金儲けのために、君を利用しているってこと？　寂しいことを言ってくれるなあ」

「寂しいなんて言っても、僕は先生のことを信用しませんよ。どうせ今も何か企んでるんでしょ」

「んー。たとえば君を騙し討ちにして、無理やり入院させるとか？」

「図星でしょ。どうせ医者はそんなことしか考えないし、親も言いなりになるし。最低だな！」

「でも、君はわざわざこうしてここにきてくれたわけだ」

「うちの親が、挨拶くらいはしておけって言うもんですからね」

「感謝しますよ、ご丁寧にありがとう。君の顔もこうして見られるし」

「じゃ、もう僕は帰りますよ。長いことありがとうございました」

「まだ話は終わってないよ、ちょっと待ってよ」

「お説教ですか」

「うん、お説教」

「いい加減にして下さいよ。僕は嫌がってるんです」

「今まで、嫌がることを無理強いしたことがあったかな。薬のことだって、君の口から嫌だと言われたことはなかったよ」

「あー、ずるい言い方だな。拒否したら入院させるっていう、そういった無言の圧力を加えてきたから、渋々従ってきたんですよ」

こんな調子で、互いにどこかのらりくらりといったトーンで四十分くらい会話は続いた。S君が拒否的なことを言いつつも会話を打ち切らなかったのは、彼なりに自分の症状が再燃していることに薄々気付いており、しかしそれを認めることには「ためらい」があり、ましてや入院には心理的な抵抗があったからである。ただしそうした心の動きは、健常者であっても似たようなものだろう。そういった意味では、彼の逡巡はきわめてまっとうなのである。

「そろそろ昼だね。お腹、空いたでしょ」

「じゃあ僕も帰りますよ、今度こそ」

「でも昼ご飯のあとに、薬を飲まないでしょ？」

「当たり前ですよ。僕はもう治ってますもん」

「本当にそう思う？　いつも通りの君なのかな」

「もちろん普段の僕ですよ。いや、薬を止めたぶん、頭がすっきりしてるかも」

（わたしは身を前に乗り出して、囁くように喋った）

「いや、いつもの君とはちょっと違うよ。そこが心配なんだ。もう薬なんて飲まなくてOKって言えれば君にも喜んでもらえることは分かっているよ。だけどそんなことを言ったら、君を見捨てることになってしまう。だから延々とこうして粘っているんだよ」

「………」

「あのね。今だったら短期間で本来の調子に戻れるんだ。薬を止めてみたくなるのは、わたしだって患者さんの立場だったらそう思うかもしれない。だから非難なんかしないですよ。単刀直入に言いますけど、とにかく今入院して、さっさと治療を再開しましょう。もう一度薬を飲む必要がありますし、きめ細かな調整のためには入院でないと駄目です。強引かもしれないけど、今はわたしを全面的に信頼して下さい。ね？」

「冗談じゃない、横暴ですよ」

「食事で、これだけは食べられないってメニューはありましたっけ？　とにかく最短で退院出来るようにしますから、一緒にやっていきましょう」

「ひどいなあ。人権無視じゃないですか」

「怒りたくなって当然だよね。でも、物事にはタイミングがありましてね。今こそが、本来の調子を取り戻すチャンスだと思いますよ。じゃ、看護師さんを呼びますから！」

こうして一時間以上をかけて説得し、しかし最後にはS君が戸惑っているところをあれよあれよという間に入院させてしまった。もしかするとこれをアンフェアに感じた読者もいるかもしれない。本当に相手を納得させているとは思えないからである。結局のところ、強引に相手をコントロールしただけではないか、と。

だがここに記したやり取りの中には、口にする言葉とは裏腹にどこか馴れ合いめいた雰囲気が見え隠れしていなかっただろうか。結末は分かっているなりに、S君は儀式のようにあれこれと自己主張してみたことがお分かりいただけただろうか。こうしたプロセスを経なければ彼としては自尊心を主張出来ず、立つ瀬がなくなってしまう。そのあたりを了解したうえで、あえてわたしがいささか強引な挙に出た。そうして彼自身が感じ不安にも思っている「再燃に伴う違和感」に対処したことを分かっていただけたろうか。

ここで言いたいことは、医者と患者との関係には優しさとかコントロール願望とかいろいろな要素が関与するにせよ、少なくとも単純なパワーゲームだけが展開されるわけではないということである。もっと微妙なもの——反発しつつも頼りたい気持ちだとか、優先順位のトップが「自分の顔を立ててもらうこと」の場合があるとか、自分が病気とは思いたくないがどこか違和感をぬぐい去れないもどかしさだとか——しばしば言葉では説明しきれない要因が事態の流れを支配することを述べておきたかったのである。表面的には支配欲丸出しのように映っても、水面下においてはもっと複雑なやり取りがなされているのである（Dr.60—**患者とのやり取りの中には、パワーゲームでは収まりきらない微妙な要素がいろいろと潜在していることを自覚して診療を行う医師**）。

救急患者にどう対応するか

精神科救急のことにも少し触れておこう。わたしが勤めていた病院で実施していた精神科救急とは、いわゆる三次救急に該当し、不安で落ち着きませんとかイライラして壁を蹴とばしたくなるとか幻聴がうるさくて困るとか、その程度のケースは扱わない。幻覚妄想によって興奮して刃物を持ち出したとか、路上で裸になって意味不明のことをわめきながら通行人に抱きついたとか、電波で命令されたからと頭から灯油を被りライターを手にしていたとか、そういった危険度と緊急性とが合体したケースを対象にしている。多くは警察が駆けつけていったん当人を保護してから、その言動のおかしさから精神障害を疑って連れてくるといったものである。ゆえに、救急とは言いつつも、患者は救急車ではなくて警察車両で連れてこられるのが通常である。

来院したその患者は、十中八九は意に反して無理やり連れてこられたと思っている。自分は問題行動などしていないし、少なくとも精神科医なんぞに診察される謂《いわ》れはないと思っている。いや、立腹していたり現状をろくに把握出来ていない人たちばかりである。だから当方は罵声を浴びせられたり、凄まれたり、時には唾を吐きかけられることすらある。警官に立ち会ってもらうにせよ、身の危険を感じることすらある（Dr.61—**侮辱されたり身の危険を覚えつつも、安月給で黙々と夜中の精神科救急に携わる医師**）。

それでもある程度時間をかけると、患者も幻覚や妄想があるなりに次第に落ち着いてはくる。ただしこちらとしては、きちんと診察をしなければならない。差し当たっての診断というか診立てを行わなければならない。そのためには患者の協力が必要であるし、入院させるときもなるべくなら納得ずくで行いたい。だが初対面の相手とは、S君に入院を説得するときのような具合にはいかない。

オレは頭なんかおかしくないぞ！ と診察拒否の姿勢を貫く患者はいくらでもいて、だが診察を拒む言葉や態度の端々からおおよその診断はつく。で、入院が必要な際にはおおむね鎮静剤の注射が必要なのであるが、いきなり注射をさせろと告げてもそれに従うことはまずない。では力ずくで押さえつけるのかというと、そんなことはもちろん回避したい。そこでどうするのか。

あなたが自分の精神は正常そのものだとおっしゃるのは分かりました。しかしそれはそれとして、こうして医療機関につれて来られた以上は身体について診察をさせていただきたい。まずは血圧と体温測定、それから聴診をさせていただきたいのでそこの診察台に横になってシャツを捲りあげてみて下さい。そのように言うと、意外にもその指示におとなしく従ってくれることが多い。精神が異常と言われるのは不愉快だし診察されること自体が侮辱に感じられるが、身体を診てもらうぶんには小学校以来そうした経験があるし、一応チェックしてもらうように「やぶさかではない」。そのように思うらしいのである。そこで身体を診ながら、あなたは精神的に調子を崩しているから注射を受けて入院したほうがよいと思うと告げると、かなりスムーズに事態が進んでいくのである。

この事実から何が分かるだろうか。精神科に対する抵抗感や、自分が精神的に病気であると断定されることへの恐れはもちろんあるだろう。他方、白衣を着た医師に身体を診てもらうことにはむしろ安心感が伴い、幻覚や妄想に伴う違和感や不安感も身体の診察という文脈で語られるぶんには素直に認められる（Dr.62—**精神科医の白衣が内科医や外科医と同じであることの意味を十分に分かっている医師**）。そうした前提があるからこそ、身体の診察を経てからならば精神科への入院に対してもどこか覚悟がつけられるようなのである。これまたパワーゲームとは違った次元で患者へ働きかける余地を示唆しているわけで、水面下のコミュニケーションとでも称すべきものが成立している次第なのである。

第五章

物語・心・世界

「牛肉の生姜焼き」

仕事で妻が不在の晩には、夕食を摂《と》りに独りで近所へ出掛ける。大概は中華屋で野菜炒め定食を選ぶ。どこの店に行っても「不味い野菜炒め」というのはまずない。最低ラインがキープされるし、栄養もよろしい。それに、素朴に美味い料理だと思う。すぐに出来上がってくるところも清々しい。やや濃い目の味付けだと、定食の白米を味わうのがまさに喜びと感じられる。

先日わたしが野菜炒めを前にビールを飲んでいたら、仕事帰りらしい若いサラリーマンが一人で店に入って来た。若いといっても三十歳くらいであろうか。やや肥満気味の野暮臭い男である。彼は壁に貼ってある品書きを一瞥《いちべつ》してから、生姜《しょうが》焼き定食を注文した。

こちらが食べ終える前に、彼の注文が運ばれてきた。するとそのサラリーマン氏は女主人に向かって尋ねたのである、「あのう、これって牛肉ですか」と。わたしは混乱した。牛肉の生姜焼き定食なんてあるのだろうか。そもそもそんな質問をするのは、彼は今まで生姜焼きを食べたことがないからなのか。それとも豚ではなく牛肉バージョンも世間では普通に食べられていると錯覚しているということなのか。だがそれは豚肉のハンバーガーを想像するようなものではないのか。だいいち運ばれてきた料理を見れば、豚か牛かの区別くらいつくだろう。いったい彼の普段の食生活はどのようなものなのだろうか。

　女主人は不機嫌そうに「ウチでは、豚のしかありませんよ」と切り口上で答えていた。返答に込められた皮肉っぽいトーンを彼が読み取った気配はなく、そっと視線を向けると件のサラリーマン氏はおよそ上品とは言いかねる食べ方で生姜焼き定食をがつがつと平らげつつあった。

　人間観察の好きなわたしとしては、こういった場面は楽しい。味わい深い。ただし自分の職業を思い出すと、いくぶん面倒な気分もしてくるのである（**Dr.63——日常で出会う些細なエピソードを、すぐに自分の仕事と結び付けて想像を巡らせてしまう医師**）。

　もしもあのサラリーマン氏が神経症だか不眠症にでもなって、わたしの外来を訪ねてきたとしよう。問診の一環として生育歴を尋ねたり、ここ最近の暮らしぶりについて質問しても、おそらく異様なエピソードや奇異な話などは出てこないだろう。それなりにサラリーマンとして社会生活に溶け込んでもいる。そこでわたしは診断をして、処方箋を出す。一通りの説明をして、来週またいらして下さいと告げるわけである。こうして治療がスタートする。ありがちなパターンである。

翌週には、多少なりとも病状に変化や部分的な改善が訪れているだろう。もしかすると薬剤が体質に合わなくて副作用を訴えてくることになるかもしれない。悪化する可能性も否定しきれない。いずれにせよ試行錯誤を避けるわけにはいかない。だから当方としてもかなり緊張して二回目の診察に臨むことになる。下手をすると、ヤブ医者と思われかねないのだから。多くの医師にとってもっともプレッシャーが加わるのは、患者の受診が二回目を迎えたときなのである。

で、そのサラリーマン氏にわたしは尋ねるわけである。薬を飲み始めての一週間、いかがでしたか、どんな変化がありましたでしょうか、と。吉報であろうと凶報であろうと、こんな具合になりましたとリアクションが戻ってくれれば、それを材料に次のステップを考えることになる。治療が展開していくことになる。けれども、ときおりそんなふうに進まないケースがある。

たとえば、「いやあ先週家に戻ってから、精神科の薬は副作用が怖いと思いまして。それで結局飲みませんでした」などと平然と言う。わたしは困惑する（Dr.64—**想定外の言動を患者が示したために絶句してしまう医師**）。薬を飲んでみたらかえって調子が悪くなったとか、どうも身体に馴染まないとか、そういった体験を踏まえたうえで服薬を中止したのならば納得がいく。それはそれで貴重な医療情報となる。あるいは医師としてのわたしに対してどことなく信頼が置けなかったとか説明に不満があったとか、そのような事情があったのなら、それはそれで仕切り直しの余地がある。だが彼は診察室でこちらが示した治療方針に異を唱えず、処方箋もためらうことなく受け取り、そのくせ実際の振る舞いはまったくの拒絶そのものなのである。

何よりも分からないのは、わたしの治療方法に賛成しかねるのならば、なぜわざわざ再診に来たのかということなのである。治療はしてもらいたいのに薬は怖くて困っているといった切実さすら伝わってこないので、いったい彼が何を望んでいるのかが見えてこないのである。向精神薬は何となく飲みたくない。だからカウンセリングだけでどうにかならないかとか、認知療法はどうでしょうとか、そのように相談を持ちかけてくるとか要求を掲げてくるのならともかく、屈託のない表情のまま、たんに「薬は副作用が怖いと思いまして」と口にするだけなのである。どうしましょうとか、困ったとか、こうしてくれとか、そんなふうに彼なりの治療に対する迷いや途方に暮れた感情が示されない。まるで他人事のように、飲まなかったと語るのみ。病気ゆえに考えがまとまらないとか、判断能力が停止してしまっているとか、妄想があるとか、そうした背景があるわけでもなさそうである。

おまけに、自分に惑いや葛藤があってそれがために医師を鼻白ませる事態になってしまったけれど、その経緯を上手に説明することが出来なくて困っている——そんなもどかしさも窺えない。

　結局のところ、彼は何も考えていない。その場の感情や思いつきだけで行動しているらしい。すると、そんな人でも神経症や不眠症になるのだろうかとわたしは自分の医学知識に自信が持てなくなってしまうし（Dr.65—**自分の知識の範疇に収まりきらない患者を前にして、自信喪失に陥ってしまう医師**）、また彼がクビにもならずにサラリーマンを続けていられることを不可解に思わずにはいられない。

　このように、あえて異常と言い立てるほどではないものの、いまひとつ理解し難い人たちと遭遇することは珍しくない。その違和感が症状の文脈に回収されるならばともかく、結局のところ「？」に終始するようなケースが散見される。このサラリーマン氏の場合、わたしは彼にあらためて治療方法について選択肢を示して決断してもらうことになるだろう。あなたの言動をわたしは理解しかねると難詰しても、実りはあるまい。そんなことよりも、彼のような人に出会って思うことは、ああ俺はやはり世間知らずなのだなあという慨嘆なのである。いったい彼みたいな人を会社は仕事の戦力としてアテに出来るのだろうか。いや、出来るからこそサラリーマンを継続していられるのだろう。では彼自身、誤解を受けがちな自分に対して困ったり自己嫌悪に陥ったりはしないのか。サラリーマン氏が既婚であるとして、彼みたいな人を生涯の伴侶として選んだ女性は、結婚前に、彼に対してどこかちぐはぐな印象を覚えて先行きに不安を抱いたりはしなかったのか（Dr.66―**患者の生活に対するほんのちょっとした疑問が、どんどん自己増殖していって自分でも収拾のつかなくなってしまう妄想癖の医師**）。

世間知らずな精神科医

わたしが精神科医として生きていくうえでもっとも不安に感じていることは、自分があまりにも世間知らずだということである。世間知らずでもとりあえず日常生活に困ったりはしないのだが（生活範囲が狭いからである）、仕事柄、患者や家族に具体的な助言をしたり何らかの判断を押し付けざるを得ないことがある。そうしたことをするとしたら、地に足が着いているというか世間を熟知し世の中の裏道にも通じていることが必要だろう。にもかかわらず、わたしはそんなこととは無縁なのである（Dr.67―**世間知らずであることを一応は自覚している医師**）。

自分にとってささやかな財産と思えることの一つに、都立の精神保健福祉センターに勤務していた頃の経験がある。昨今、病院やクリニックの医師が患者宅へ往診することはまずない。最近は高齢者に限って往診のシステムも立ち上がっているようだが、それでも原則的に往診は行われないのが実情である。精神保健福祉センターは、保健所の精神保健部門を特化させもっと専門化したような側面がある。そうしたことから、わたしは時に職員と一緒に、時には地域の保健師と一緒にしばしば患者宅を訪問していた。場合によっては患者以前、つまり医療機関にはまったく受診したことがないけれどもその言動は明らかに精神病を疑わせるといった人たちの様子を観察して、どのような対応をすべきか考えるために住処《すみか》へ赴くこともあった。

おかげでゴミ屋敷の中に入って、トイレも浴室もゴミに占拠されたまま庭で排泄しつつ段ボールや古新聞を積み上げた隙間で眠る日々の実態をつぶさに観察することが出来たし、認知症の老人が壁に塗りつける大便で文字通り黄色い部屋と化すとはどのようなことなのかを知ることも出来た。生活保護を受給しながら月四万五千円の家賃のアパートに暮らすとはどのような気分なのか、十年以上も引きこもり続けた青年の室内がどのような有様なのか、そんなことを知ることも出来た。妄想上の電波を防ぐべく壁にすべてアルミ箔を貼り巡らせた部屋がどれほど眩しいものなのか、屋内に結界を張り巡らせ息を潜めて生活することがどれほど現実離れしていることなのかを知ることも出来た。窓をすべてベニヤ板で塞ぎ、昼も夜も闇の中で生活することがどのように異常であるのかも知った。2LDKの都営住宅に住む人が妄想から家の中の蛇口をすべて全開にしたままで二カ月経つと、流出した水は四十トンに達し水道料は三十万円となることも知った。

　そのようなことは精神病理学上からも興味深く、単なる好奇心も満足させてくれた（ここで好奇心などと書くと不謹慎だと立腹する読者もいるかもしれない。だが、関心や興味は仕事上の重要なモチベーションである。少なくともここでの好奇心には責任や義務が伴っている）。また、世間を形作る（いささか突飛な）断片を垣間見たという手応えも与えてくれた。そうした点においては、わたしはごく当たり前に生活を営む人々以上に世間に詳しい部分はあるのかもしれない（Dr.68—**世間知らずのくせに、逸脱した事象には妙に明るい医師**）。

　だがそのいっぽう、わたしの周囲には、マンガと雑誌以外には読書と無縁なんて人はいないし、電車の中で化粧をする人もいないし、気楽に消費者金融で金を借りる習慣のある人もいない。盆暮れに大渋滞の高速道路を使って帰省する人もいないし、マルチ商法で騙された人もいない。結婚式で両親に花束贈呈をした人もいないし、街角でナンパしたことがある人もいない。それらが良いとか悪いといった話ではなくて、自分が付き合っている人たちはなぜかきわめて生活様式が偏っているということなのである。しかもわたし自身、いわゆるアルバイト（ファーストフードの店員とか、コンサートの警備とか、交通量の調査とか映画のエキストラとか、ピザの配達とか）の経験がまったくない。つまり世の中の仕組みがリアルに分かっていないということに他ならない。

言い換えれば苦労知らずのお気楽な身分というわけである。渋滞が何十キロにも及ぶのに盆に帰省をしなければならない人は、それなりにやむを得ぬ厄介な事情があるのだろう。わざわざ好んで渋滞に加わりたいわけではあるまい。本を読む習慣がないからといってそれで人間性を否定されるものではなかろうし、電車内での化粧が法律違反になるわけでもない。テレビが大好きだからイコールくだらない人間、とは限るまい。コンビニのレジで不愉快な客から無理難題を押し付けられてみたり、居酒屋で大量の注文をさばいたり、工事現場で汗水を垂らしてツルハシを振りおろしたり、商品の裏側にシールを貼り付ける単調な作業を一晩中行ったり、そういった経験を通してでないと見えてこないことが世の中にはたくさんあるだろう。そうでなければ分からない人生の機微、心のニュアンスといったものもあるだろう。

すでに第三章でわたしは、精神科の診断には類型診断といった方法論が使われ、それはすなわち精神疾患には（症状の表れ方や経過において）典型的なパターンが存在し、そのパターンに患者の状態が遅かれ早かれ合致するかどうかを見定めることイコール診断なのであると述べた。それらパターンとは、「心を病んだ人たちの物語」ということである。そしてそのような物語を、おそらく精神科医は最低で百程度は頭に叩き込んでいる筈なのである。百の物語を通して精神科医は狂気を日常から析出することが出来る。それを生業としているわけである。

にもかかわらず、少なくともわたしは、病気ではない「普通の人々」の物語には疎い。人生経験が乏し過ぎるからであり、ある種の通過儀礼に相当するであろうバイトすらしたことがない。ある文芸雑誌の編集者にそのことを話したら、そりゃ問題ですよといった意味の返答をされてがっかりした覚えがある。経験の乏しさという特異さこそが、逆に世の中に対して新鮮な視点をもたらすかもしれませんねとか、そういった励ましをしてもらいたかったのに。

まあそれはともかく、生姜焼き定食を指差して「これは牛肉ですか？」と尋ねたサラリーマン氏に話を戻そう。もし彼が病人としてわたしの外来へ受診してきた際に生ずるであろう違和感といったものは、先ほど勝手に想像して書いてみた通りである。たぶんあれに類したエピソードが生ずる可能性は高いだろう。だが彼が世間においてどんなふうに位置づけられるのか。ちょっと変わった人と見られるのか、あるいは世の中ではそんな程度では変人と見做されないのか。そのあたりが分かりかねるのである。わたしとの関係性で彼を理解することは出来るけれども、彼を世の中との関係で見据えることには甚だ自信がない。彼が変人とされるのなら、わたし自身はもっと変人とされるだろうと思わずにはいられないし、どうも世間における「当たり前」の感覚が分かりかねる。それは精神科医として大いなるハンディであるに違いない（**Dr.69—異常を見出すことが職業であるにもかかわらず、正常や普通や当たり前がよく分かっていない医師**）。

　基本的に他人の価値観などどうでも構わないし、人間の考えることや行うことには「何でもあり」と思うのが当方のスタンスである。しかし率直に言って、たとえば本を全く読まない人生であるとか、生き甲斐がカラオケと言い切れる人生がわたしにはぴんとこない。異常な物語は山ほど頭の中に蓄えられているのに、ありがちな物語のストックはまことに少ない。牛丼一杯の値段や、パチンコをする楽しさや、行列をしてでもテレビで紹介されたスイーツを入手しようという価値観や、海外旅行に行ったら職場の同僚全員に土産を買って帰らなければならないと考える「常識」や、マンションのエレベーターでたまたま一緒になった住人から挨拶をされてもそれを平然と無視することを無作法と思わぬような感性や、そういったことをも含めてとにかくわたしは世の中に流布している物語を十分に把握出来ていない。これは不健全な状態ではないのか。

「失敗した物語」「破綻をきたした物語」にどう向き合うか

DV（Domestic Violence：家庭内暴力）の被害者である女性について考えてみよう。彼女は恋人から暴力を振るわれる。痣《あざ》を作ったことも、鼻血を出したこともある。骨が折れかけたことすらある。もうこんな男には耐えられない。そこで別れる決心をする。恋人から電話やメールが来ても一切無視をする。家を訪ねてきても居留守を使う。待ち伏せをされた際には、はっきりと別れますと伝えた。それなのに彼は諦めない。二度と暴力は振るわないと、聞き飽きた台詞を繰り返す。俺が悪かったと、男は涙さえ浮かべて謝る。

そして彼女は、いつしかずるずると恋人の元へ戻ってしまう。やがて暴力が復活し、男は優しさと衝動性とを交互に発揮して彼女を翻弄する。

こんな女性が精神科医のもとを訪ねてくる可能性は大いにある。ただしDVの相談で受診してくるとは限らない。二次的に生じた不安とか不眠とか神経症症状などで受診してくる可能性のほうが高いだろう。治療を進めていくうちに、症状の背景にDV問題が控えていたことが判明するといった展開は珍しくない。

こうなると、彼女の症状に対してその場しのぎの治療なんかしていても仕方がない。DV対策を講じなければどうにもならない。ただし対策の実際は、結局のところ彼女が暴力男ときっぱり別れるしかない。それを前提に、別れたことに由来する空虚感だとか生き方そのものにまつわる問題に立ち向かうといった段取りとなるだろう。

しかし現実には、彼女もちゃんと問題を認識しているにもかかわらず、結局は暴力男の元へ舞い戻ってしまう。アルコール依存症者がいくら酒をやめてもまたすぐに元の木阿弥になって泥酔状態を呈するのに似ている。医師としては、俺はいったい何をしているのだろうと虚しくなるばかりである。アホらしいというか、力及ばずというか、とにかく意気消沈させられる。患者である彼女に向かって、「いい加減にしろ！」と怒鳴り散らしたい気分にすら駆られてしまうのである（Dr.70——**自分の全能感が満たされないからと気落ちして、たちまち感情的になってしまう医師**）。

そんな次第で、かつてのわたしは彼女のような人に対して「間違った物語を演じている不幸な人物」というイメージを重ね合わせ、いかに心を入れ替えさせるかに腐心していた。不幸と題されたシナリオをそのまま演じていく人物をそのまま見過ごすなんて、とてもじゃないが出来ないぞと思ったわけである。

では現在のわたしはどうなのか。以前のような使命感はあまり持たなくなった。果たして彼女が本当に「間違った物語を演じている不幸な人物」なのかも覚束《おぼつか》なくなった。結局のところ、彼女はある種のドラマチックさ、濃くて過剰な人間関係でなければ満足のいかない人なのである。わたしのような不精者であれば、淡々として脱力気味な人間関係のほうが気楽で好ましい。人付き合いなんかに無駄なエネルギーを使いたくないし、そんなことで気持ちを動揺させられると仕事に差し支える。が、彼女にとっては、わたしのように生温《なまぬる》い人間関係を好ましいと考える者こそが「間違った物語を演じている不幸な人物」に該当すると感じられることだろう。精神科医に相談しなければならないほどに波瀾万丈な人間関係の渦中にいることこそが、屈折はしているが彼女なりの濃厚で濃密な人生なのであろう。

だからわたしが無理に介入してDV男から離れさせても、彼女は感謝しつつも心のどこかで余計なお世話と感じている。そういった二重性にこそ問題が指摘出来るということになろうか。

現在のわたしは、あまり積極的な介入はしない。彼女が助けを求めてくれば対応はするけれども、そのSOSを額面通りに受け取っても仕方がないと思っている。それよりは、もしも彼女の心情に変化が起きたり本当に別れたいと決心したときに応じられるように、逃げ道やその際の心構えについて教えておく、あるいは選択肢を示しておく――それだけで良いと思っている。見捨てはしないが、お節介もしない。それが昨今のわたしのスタンスなのである。すなわち彼女の物語を、賛成はしないがそういう生き方もあるよねと受け取るようになったということである。

考えてみれば、精神科医としてのわたしが向き合うのはいつも「失敗した物語」「破綻をきたした物語」ばかりなのである。そんな物語に自分が関与し、叶うことならばハッピーエンドを付け加えたいというのが以前のわたしなのであった。だが今の自分としては、そんなに気安く「失敗した物語」「破綻をきたした物語」などと患者を前に判断してよいものなのだろうかと逡巡せざるを得ない。そうなると、いよいよ「普通の人たちの物語」「当たり前な人生の物語」とはどんなものかが分からなくなってくる。これは不健全な状態ではないのか。

妄想はなぜ生じるのか

精神症状という物語は、結果から見れば敗北の物語という位置づけになるのだろう。しかしそれは視点を移せば、もしかすると成功したかもしれない物語ということになる。成功だ失敗だと抽象的な言い方をしていても雲を摑むような話なので、もう少し具体的に述べてみよう。

なぜ妄想は生じるのか。我々が妄想を一笑に付し、あるいは当惑して立ち尽くしてしまうのは、それがあまりにも常識からかけ離れ、現実感覚にそぐわないからであろう。日常に闖入《ちんにゅう》した異物としか思えない違和感が、我々に不安や危機感を呼び覚まさせる。同時にその突飛さに対し、せめて笑いを以て防御線を張らずにはいられない。

妄想とは物語である。患者はその物語を自分の人生へ導入することによって、やっと世界を納得することが可能になる。たとえば統合失調症の発病当初においては、しばしば途方もない病的不安が患者を包み込む。同時に感覚は鋭敏となり、普段なら気にもせずに見過ごしている事象に何らかの作為や意図を察知せずにはいられなくなる。すると悪意と不条理とで覆い尽くされた場所に立たされているように患者は実感する。
人間はそんな危うい状態にいつまでも耐えられるものではない。何とかしなければ。だが、どうすればよいのか。精神科を受診するのが「何とかする」ことに相当するわけだが、もちろん当人はそんな発想をしない。自分の頭の中に異変が生じたわけではなく、自分の周囲に何か不穏な事態が起きつつあると想像する。地動説ではなく天動説を採用するわけである。

ここで患者が持ち出すのは、チープでお手軽な物語である。子ども向けの冒険活劇のように他愛ない。が、そのぶん説得力を持った分かりやすい物語であり、すなわちそれは秘密組織の暗躍といった類のストーリーである。秘密組織（そのバリエーションとしてCIAやフリーメーソンやスパイ組織やマフィアや公安やヤクザ組織などがある）が患者を付け狙う。動向を探ろうとする。罠にかけようとする。抹殺しようとする。そのような物語であり、標的となる患者がそもそも狙われるに値する情報や能力を持っているかどうかは不問に付される。なぜなら当人すら自覚していないまま貴重な情報や能力を身に付けている可能性はあるわけだし、自分の周囲に起きる出来事から帰納法的に算出すればそういった結論になってしまうのだから。

たまたま間違い電話が掛かってきても、それは「敵」が患者の動向を見定める手段であると解釈する。同じ道を歩いてくる人間は尾行者であり、こちらへ視線を向けた者は見張っている人間と見做される。身体の不調は敵が食べ物に毒を仕込んだからであり、頭痛は脳髄へ電波を当てられたからであり、偶然の一致に見える出来事はテレパシーでこちらの心の中を読んだうえで仕組まれた茶番劇である。時には身近な人間が贋者とすり替わり、それほどにそっくりな人間は整形手術や変装やクローン技術によって作り出されたと患者は考える。さまざまな人間が結託し、なにくわぬ顔で悪意を発露する。家には盗聴器が仕掛けられ、タクシーに乗るといつも同じナンバープレートの自動車が追跡してくる。眠っているあいだに身体へ低周波を作用させて、敵は老化を早めようと画策している（だから私の顔はこんなに老けてしまった！）。敵は自分を精神的に追い詰め、心を崩壊させたうえで秘密を盗もうとしている。と、そんな物語が組み立てられていく。日を追うごとに、物語は緻密となり体系立っていく。

この被害的かつ陰謀史観めいた物語は、患者本人に怒りや恐れを与える。そして同時に、自分の不運や不幸や世間とのギャップを一挙に説明してくれもする。天動説のニュアンスを帯びた他責的な物語の登場によって、世界は理解可能なものとなり、本人の顔も立つのである。したがって妄想は敗北の物語であると同時に、患者に立つ瀬を与えるという意味では勝利の物語でもある。

となれば、精神科医は治療と称して闇雲に患者から妄想を取り上げてもよいのかといった疑問が生じても不思議ではあるまい。患者が窮余の策として縋っている「物語」を、一方的に奪い去ることは許されるのか。

現実には、妄想だけを患者の頭の中から抜き取ることは出来ない。薬物の作用は、まずは病的な不安感や焦燥感を抑え、あえて妄想という物語を必要としなくなるように働くようである。それは理に適っているだろう。ただし落着きを取り戻し、妄想も消えうせた患者がそのまま以前の元気な姿に戻るかというと、なかなか微妙なものがある。どうも気が抜けてしまったような、どこか精神が弛緩してしまったような状態が持続する。これを陰性症状などと称するが（幻覚妄想や興奮などの派手な症状は陽性症状と称される）、素朴な印象としては、分かりやすい物語を失ってしまった後の気が抜けてしまった状態を彷彿させるのである。物語はエネルギーそのものであるといったイメージを抱かずにはいられない。

以上は統合失調症のケースであるが、この病気については物語との関連でもう少し述べておきたいことがある。

治療を受けて妄想が払拭され、落ち着いたもののいまひとつ覇気や生彩を欠く状態の、つまり陰性症状を呈している状態の彼ら患者は往々にして日常生活の送り方がぎこちない。どうやら彼らは普通とか当たり前といった状態が分からない傾向にある。そこでそうした日常感覚の欠落を補うべく、彼らは妙に論理的となる。彼らは支離滅裂でも出鱈目でもない。「言わずもがな」とか暗黙の了解といったものへのセンサーが消失してしまったまま、あらためて世界を理解しようとする。けれども世の中の営みの多くは、あえて誰も口にしないような常識やルールに司られている。それを無視してしまっては、スムーズに毎日を過ごすことは出来まい。

例を挙げるなら、パーティーの招待状に「普段の服装でおいで下さい」と書いてあっても、だからジャージの上下で行って構わないことにはならない。引越しのお知らせの葉書に「近くへいらしたら、ぜひお立ち寄り下さい」と記されていたからといって、夕食の頃合いにいきなり用もないのに訪問するのはまずかろう。レジが混み合っている時間帯に貯金箱を小脇に抱えてスーパーで買い物をし、支払いをすべてその貯金箱の中の一円玉で済まそうとしたら、これもまたブーイングに相当するだろう。モノよりも心が大切だからと、ガールフレンドの誕生日に「僕の歌声を贈りましょう」と下手糞な歌を大声で歌ったら、おそらく愛想を尽かされることだろう。

　これらはいずれも、理屈としては間違っていない。非難される筋合いなどない筈である。けれども周囲の人たちが顔を見合わせることは必至である。物事を額面通りにしか受け止めないでいることは、社会生活をきわめて困難なものにする。とはいうものの、額面通りにあるいは理屈そのままに判断をすることが駄目だとしたら、患者たちは何を拠り所にして世間を渡っていけばよいのか。

　ここに至ってわたしは彼らに親近感を抱くのである。普通とか当たり前というものが、どうしてそうであるのかが分からない。そんな曖昧模糊としたものに支配された物語など、紡ぐことも出来なければ辿ることも出来ない。自分の物語が不器用で硬直したトーンであることは分かるが、どうして世間の人たちはあれほどに器用に立ち回れるのか。それは豊富な人生経験（バイト経験を含む）から導き出されたものなのか。

　精神科医には、患者を自分に近しい存在と感じつつ接していくタイプと（だからむしろ近親憎悪に近い反発を覚える場合もあるようだが）、自分とは無縁の遠い存在と捉えて粛々と接していくタイプがあるように思われる（Dr.71—**患者という存在を自分に重ね合**

わせて生々しく理解しようとする医師）、（**Dr.72—患者という存在を、むしろ距離を置くことで冷静に把握しようとする医師）。**わたしは前者に近く、統合失調症患者の世渡りの下手さに自分との距離の近さを感じ、パーソナリティー障害に自己嫌悪に近いものを覚え、躁病に自分の戯画を見出さずにはいられないのである。

さて統合失調症の人々の誰もが、治療によって妄想を追い払えるとは限らない。時には形骸化した妄想が残存し、それを抱えたまま社会生活を送っている。

初老の独身女性で、自分はフランスの女優の妹であると主張する人がいた。つまり日本人なんかではなくフランス人だという妄想で、普段はパリ郊外の別荘に住んでいるという。いつも外来でフランスでの生活ばかり喋る。が、それは映画や小説の知識で言っているだけなので、ちっともリアリティーがない。ときには「ああ、今日は巴里《パリ》祭ですね」などとわたしから水を向けてみると、ひどく嬉しそうな顔をして「あら、あなたもパリで暮らしていらしたの？」と応じてきたりする。だが現実の彼女はフランス語なんか分からないし、生活保護を受給しながら、隣から演歌の聞こえる木造モルタルのアパート（シャンソンの聞こえるアパルトマンではない）に住んでいるのである。

東京での日常と、パリ郊外に住みしかもフランス人女優の妹であることとを、彼女はどのように折り合いをつけているのか。二つの物語をどのように縒《よ》り合せているのか。

折り合いをつけてもいなければ、縒り合せてもいない。平然と共存させているのである。整合性を図ろうなどとは思ってもいないし、矛盾には一切頓着しない。そんな逞しげな様子はいっそ爽やかにすら思えてしまう。彼女を見ていると、物語がどうしたなどと小難しいことを考えたがるほうがよほど不健全のように感じられてしまう。人は物語なしで生きることは難しそうだけれど、その物語が多少破綻していようと御都合主義だろうとそんなことはあまり問題にならないのだなあと、そんな感想を件のフランス婦人はわたしに抱かせてくれるのだった。

精神科医はどういう物語に生きているか

精神科医もまた、自分自身の物語の中に生きている。

以前、顔見知りの精神科医が何名か、同じ雑誌に執筆をしたというのでそれを購入して目を通したことがある。彼らは一般向けの雑誌には寄稿した経験のない人たちだったので、どんな書きぶりであるのかが大いに好奇心をそそったのであった。

驚いたことに、彼らは記事の中で揃いも揃ってサブカル系のかなりマニアックな蘊蓄《うんちく》を披露していたのだった。少女漫画やアニメやB級ホラーについて、いやに細かいことを書いている。しかもあまり必然性がないのに。それを読んだわたしの感想とは、「こういったところで自己顕示をしたくなるのか、なるほどね」といったものであった。

　うんと下世話な言い方をするならば、「いつも難しい精神分析の本や精神病理の論文ばかり読んでいるわけではなくて、ほら、こんなふうにサブカルにも詳しいんですよ！」と彼らが得意げな表情を浮かべているところが、ありありと想像されたという次第なのである。外国語の文献を山ほど引用して頭の良さをアピールするといったスタイルではなくて、サブカル経由で意外性を狙うところがいかにも精神科医らしい屈折だなあと思えたのである（Dr.73—**およそアカデミックなこととは無縁なジャンルのマニアであるという事実によって、自己顕示欲を満たしたがる医師**）。

　少なくともわたしが精神科医となった頃には、本当は小説家になりたかったとか文芸評論家になりたかったという同業者が結構いたように記憶している。精神科は多分に文学的な分野とされていた。バイト先の病院で、あるドクターから「安部公房論」なるものを見せられたことがあって、しかしものすごく晦渋《かいじゅう》な文章で、何を書いてあるのかちっとも分からない。分からないのはわたしが愚かというよりは文章が下手なだけだと考える性格なので、感想は口にせずに返却した。するとどうやらそんな当方の態度が生意気に思えたらしくて、その後、意地悪をされて閉口したことがあった。お世辞を言おうにも、わけの分からん文章だったのだから災難である。

ではわたし自身はどうであったのか。一九六五年に国文社から発行された『ウィリアム・カーロス・ウィリアムズ詩集』（片桐ユズル・中山容 訳）という13センチ×16センチの本は、二十世紀最大のアメリカ詩人と呼ばれたウィリアムズ作品のアンソロジーである。この本を東京堂書店（ビルになる前の店舗）の二階で、高校生のわたしは購入して感動した。それは作品のみならず、巻末に添えられた簡単な伝記もまた感動的なのであった。その一部分を引用しておく。

一九〇一年（一八才）このころ、はじめて詩をかき、ふかい満足をあじわう。

A black, black cloud
flew over the sun
driven by fierce flying

rain.

将来についていろいろ考えるが、芸術家のなかでは、ことばをつかうのが可能性としてのこる。ノーマルでありたい、芸術のために死ぬのはまっぴらだ——というところから、そして詩では食っていけないとの見とおしで、医者として収入をえようという結論になる。

こうしてペンシルバニア大医学部を出て、ニュージャージーの田舎で小児科医として暮らしつつ、休暇を得てはニューヨークの前衛詩人やモダニストとも交流し、偉大な詩を書き綴っていった。収入を得るために医者となったと言いつつ、正義感あふれる熱心な開業医であったらしい。

この生き方にわたしは感化されたのであった。そして外科系への憧れから産婦人科を六年ばかり経験した後に精神科医となった（精神科を選んだのは、患者に対する親近感および文学との親和性からである）。自分にとっては、畏れ多いことだが詩人ウィリアム・カーロス・ウィリアムズという物語が手本となっている。まあ妄想に近い気はするけれども、くっきりとした憧憬の対象が存在するというのは嬉しいことである。時には自分の物語の陳腐さにうんざりすることはあるが。ついでに書けば、日本の作家では浜松の眼科医であった私小説作家・藤枝静男の生き方もまた手本としたい物語なのであった。

もちろん精神科医の中には、血を見るのが苦手とか開業するのに設備が不要とか、そういった身も蓋もない動機で志望した人もいる（**Dr.74——文学とも人文系とも無縁なまま精神科を志す医師**）。

ただしだからといって彼らが空疎な物語に生きているとは限るまい。つまらぬ思い入れがないだけ、よほど適切な医療を行えるのかもしれない。

俗説では患者に近い精神状態の医者が精神科を選ぶということになっているようだが、あながち否定出来ない意見ではある。が、精神病院では医者と患者の区別は白衣を着ているか否かだけでしかないといった類のつまらぬ冗談に与する気にはなれない。生姜焼き定食を指差して「これって牛肉ですか」と尋ねる人の物語と、精神科医を形作るに至った物語、そのどちらがより奇妙であるかといえば、その判断はなかなか難しくはあるだろうけれど。

第六章　偽善と方便

嘘も方便

わざわざ大金を払って脳ドックなんてものを受ける人の気が知れない。脳動脈瘤が見つかったとして、しかしそれを除去する手術を行うためには脳をかなり傷つけざるを得ないなんてことになったらどうするのか。事前に破裂を回避すべくオペで脳動脈瘤を取り除くことと、脳への侵襲によって記憶や能力が多少なりとも失われたり人格が変化しないとも限らないといったリスクとはペアなのである。といって手術をしないと、毎日がロシアンルーレットになる。さあどうする。

そんな二者択一を迫られても困る。どちらも恐ろしい。そんなことに悩むのは御免である。面倒だし怖いし不安だし、気もそぞろで何も手に付かないことだろう。そのような状況に立たされたら、「ああ、検査なんてせずに自然の摂理に委ねておくべきだった」とわたしは後悔するに違いない。今だってつらい毎日を送っているのに、これ以上、余計な悩みや迷いに煩わされたくないのである（Dr.75—**他人には検診を勧めても、自分が受けるのは断固として嫌がる医師**）。

脳の萎縮が見つかったとしたら、これも怖い。歳を取れば生理的にいくらかの萎縮はするものだけれど、どうこう言ってもやはり認知症と結び付けたくなる。ある程度以上の萎縮があれば、それに呼応して認知症の症状があれこれと出現しているものだが、ときおり精神にも言動にも異変がほとんど認められず、せいぜい「うつ状態」が出ているだけといった老人がいる。ところが風邪でも引いて熱を出し、そういった身体的な揺さぶりを受けることで一挙に認知症老人に転落してしまうケースを目の当たりにしたことがあった。ということは、こうして原稿を書き綴っている現在の自分が、実は脳萎縮をしていて、しかし若年性の認知症になるのをどうにか崖っぷちで踏みとどまっているだけという可能性もあるだろう。そんな事実を知ってしまったら、気力の落ち込みや絶望とともに、あっと言う間にわたしは認知症そのものと化してしまいそうな気がする（Dr.76**—自分自身のことだと、とたんに冷静さを失って取り乱してしまう医師**）。

もしも生理的な範囲を超えた脳の萎縮が見つかったとしても、ＣＴだかＭＲＩの写真を前に、担当のドクターはわたしに向かって、「うーん。こりゃヤバイ。今のあなたはボケてないのが不思議な状態なんですよ。風邪でも引いたら、たちまちですよ。運が良いのか悪いのか、ははは、こりゃ難しいところですなあ」なんて告げる筈もあるまい。「ま、ちょっと萎縮しているように写ってはいますけど、今の生活を続ければよろしいんじゃないでしょうか。ただし無理はなさらないで下さいね」などと無難なことを言うに留めるのではないか。いや、わたしが医者だということからクールに事実を告げるべきと考える担当医もいるかもしれない。だがそれでは、小心者のわたしとしては迷惑である。

昨今は、癌は告知をするのが当然とされている。きちんと伝えなかったら、そのことを以て訴訟されかねない。脳動脈瘤についても伝える義務がある。当然であろう。そもそも、そういったものを発見するのが脳ドックの役目なのだから。では脳萎縮はどうか。認知症の症状が出てしまっていればともかく、理解や判断能力がどうにか保たれているケースである。この脳では、遅かれ早かれ認知症を呈しますと本人に伝えるべきか。

アリセプトという薬があって、これはアルツハイマーにおいてはその進行を遅らせる作用があると言われている。それを服用すべきと判断したとしたら、やはり告知すべきか。わたしが担当医であったなら、家族と予め相談をして判断することになるだろう。本人が告知に対してどんなことを感じ、どのように振る舞うかを推測しておく必要があるからで、たとえアリセプトのことを胃薬であるとか適当に誤魔化して服薬してもらうとしても、その誤魔化しを鵜呑みにする患者もいれば、疑い深い患者もいる。もはや何も分からないほどに認知症が進行しているわけではなかったとしたら、バレたときのことを考慮せねばなるまい。それにしても、自分で胃薬と思って飲んでいた錠剤がアリセプトと判明したら、これは相当にホラーであろう。

処方薬をどう考えるか

近頃は医薬分業になっていて、調剤薬局では本人に薬の説明書を渡す。効能や副作用について書いてあるし、基本的に患者を騙してそっと薬物治療を行うといったスタンスは認められない方向になってきている。とは言うものの、騙すことを見込んで存在している薬もある。

統合失調症などに伴う幻覚妄想を抑える薬として、セレネースという商品名のものがある。これには液体の剤形があり、無味無臭で透明である。したがって、幻覚妄想やそれに基づく奇矯な行動や興奮などを示す人物がいた場合、家族が飲み物や味噌汁にそっと液剤を混ぜて服用させ、その効果で当人が落ち着きを取り戻し、説得に耳を傾けるだけの余裕が出たところで通院や入院を促すといった方法論が成立することになる。ただし、こうしたやり方はやはりアンフェアであろう。もしも家族が薬を飲み物に混入している場面を患者が見てしまったら、どんなことになるか。少なくとも互いの信頼関係が損なわれてしまうわけだから、相当にまずいことになる。また、家族が小手先の安直な方法で事態を処理することだけを学んでしまった場合、家族は患者を「密かに薬でコントロールされるべき厄介な存在」と見做すようになり、知らず知らずのうちに差別や偏見の助長といったマイナス作用をもたらすことも懸念されるだろう（Dr.77―**その場しのぎの小細工を弄することに汲々として、患者と家族との関係性に配慮しようとしない医師**）。

液剤では、嫌酒薬と呼ばれるものもある。商品名はシアナマイドで、これも無色透明無味無臭である。ではこれさえあればアルコール依存症は治療出来るのか。残念なことに、否である。シアナマイドを服用すると、以後、酒なんて飲みたくもないし見たくもなくなり、ビールの自動販売機を目にしただけで「あんなものを飲む奴の気がしれないよ」などと口にするようになるかといえば、そんなことはない。聞くところによれば、シアナマイドは「ほんの少しの量の酒で、たっぷりと気持ちよく酔っ払える添加物」を目指して開発されたらしい。が、実際に出来上がったものは、酒を飲んだことのない学生が一気飲みをしたときのような、むかつきや動悸や眩暈《めまい》しかもたらさなかった。そこで逆転の発想で、これをアルコール依存症者に服用させたらどうかといった話になったのである。

シアナマイドを服用した状態で飲酒すれば、悪酔いする。気持ちが悪くなる。だから飲酒が出来なくなる。なるほどその通りではあるが、依存症者はおしなべて勘が鋭い。騙してシアナマイドを飲ませていてもすぐに露見する。おまけに薬効は一日しか持続しない。つまり毎日毎日、本人に気付かれないように服用させ続けなければならない。そんなことは事実上無理であるし、それゆえに家族の企みは遅かれ早かれ「ばれて」しまう。そうなったら阿鼻叫喚の一幕が待ち受けていることだろう。

アルコール依存症の治療においてシアナマイドは、秘密裡に騙し討ちで服用させるものではない。当人が断酒を決意した場合に、その決心を自分自身に、あるいは家族へ証明してみせる手段として用いられる。つまり断酒の「誓いの儀式」として服用される。こそこそと薬を飲ませて一挙に解決してしまえるほどアルコール依存症は簡単な事態ではないのである（結局はグループ療法的なアプローチがもっとも効果的なようで、それはアルコール依存症者が名実ともに「寂しがりな人」だからだろう）。

それにしても、《騙す・騙さない》といった二分法を持ち出すと、投薬にせよ入院にせよ病名告知にせよ、難しい問題があれこれと出てくる。ここで精神科への入院について述べてみよう。

入院加療が必要なのにどうしても医療につながらず、仕事もせずに自宅にいるものの奇行や迷惑行為で家族や近隣を困らせ、本人の勝手でしょと放置しておくことは当人にとっても結局は不幸であるといったケースは珍しくない。このままにしておけば自然に治ってくるといった期待も出来ない。むしろ病状は悪化するだろう。周囲の不安や苛立ちが伝わって、なおさら本人を不穏へと駆り立てている気配すらある。幻覚や妄想のために、当人には少なからず判断能力が損なわれている。

こんな場合にはどうするか。警察に相談すればどうにかなるものなのか。このままではやがて他人を傷つけたり危険な行為に及ぶ恐れもあるから、今のうちに何とかしてくれと頼めばどうにかしてくれるものなのか。もちろん駄目である。当人が素っ裸になって刃物を振り回していたとか、自分の顔に黒いペンキを塗りたくって小学校の校庭でわけの分からぬことを喚いていたとか、そのように緊急性を帯びていたり現行犯といったことなら警察は当人を保護してくれるだろう。そして当人の言動が正常とは思えないということなら、精神鑑定を要請して医療につながるラインが生じてくる（精神保健福祉法24条）。だが、「おそれがある」とか「このままでは心配だ」といった程度では何もしてくれない。まあそれは当然の話で、そのようなことが行われ得るとしたら、やがてエスカレートして、たとえば世間に不満を抱いている独り暮らしのニートというだけで「逆上して無差別殺傷に走りかねない」と予備的に身柄を拘束するようなことも正当化されかねない。「何かあったらどうするんですか⁉」といった心配は、だからすぐにどうにかなるとは限らないし、どうにかなり過ぎる世界は恐ろしくもある。

　では保健所ならどうか。保健師が家を訪ねて行って様子を窺ってくるくらいなら可能かもしれない。だが保健師に強制力はない。保健師に強制入院をさせられる権限はない。保健所に、これは精神疾患の問題なんだからすぐに何とかしろと圧力を掛けたって、ないものねだりなのである（しばしば区会議員や市会議員が、住民の要請を受けてスタンドプレーで圧力を掛けてくる。もちろん票稼ぎのためである）。

　家族だか親戚が当人を押さえつけて無理やりに精神病院に連れて行ったとしよう。たとえ診察によって入院が必要と判断が下されても、都合良くベッドが空いているとは限らない。むしろ空いていない可能性のほうが高い。すると、ベッドが空くまで、いったん当人を家まで連れ帰らねばならない。これは困る。当人は警戒心を強めてしまうし、家族へ怒りを露にするかもしれない。姿をくらましてしまうかもしれない。といって病院へすぐに入院させられないのだから、連れ帰るしか選択肢はない。しかし、後日、また病院まで連れて来ることは格段に困難となるだろう。これは非常にまずい（Dr.78―**家族の期待に応**

じられぬどころか、事態をこじらせる結果となる返答をせざるを得ない立場に立たされる医師）。

患者を入院させるときの方便とは

ならば、予め家族が病院へ相談に行って、ベッドの空いている日に当人を無理やり連れて行く手筈にすればどうか。理屈としてはうまく行きそうだが、病院としてはそうしたスタイルは歓迎しない。なぜなら、家族の話が100%信用出来るとは限らないからである。なべて白衣を着た医師の前では、患者は家族の前（あるいは独りのとき）と大いに異なる態度を示す。そこで周囲の人間による説明が必要となるが、家族といえども虚偽を語ることはいくらでもある。極端な話、相続の関係から当人を禁治産者とすべく計略を巡らせていることだってあり得る。まあそこまでではなくとも、すっかり当人を持て余した家族が愛想を尽かし、とにもかくにも家を出てもらいたい、そのためには入院させてもらわねばといった思いから精神症状について針小棒大に語るといったケースはかなり多い。いろいろな人間の、いろいろな思惑が絡むから、病院としては強制入院には慎重になる。厄介な荷物は抱え込みたくない（Dr.79—**経験上、家族の話を鵜呑みには出来ないと痛感してい**

る医師）。その結果、早急に入院させることが望ましくとも、病院側は二の足を踏むといった「憂いに満ちたケース」が出てくることになる。

以前、精神保健福祉センターに所属していた頃、わたしはかなり積極的にそのようなケースを訪ね歩いていた。家族や保健所から相談が寄せられると、とにかく自分で家まで行ってみた。どんな暮らしぶりか、どんなたたずまいの家か、近隣との関係はどうなのか。そういったことを自分の目で確かめに行く。時には近所まで歩いて行くと、当人の声で意味不明の怒号が聞こえてきたり、玄関前に当人手製のバリケードが築いてあったりする。周囲の雰囲気ともどもリアルな様子が伝わってくる。

当人に会うのはなかなか難しい。少なくとも、わたしは精神科医ですがあなたがオカシイというので来てみました、場合によっては入院につなげる心づもりです、なんて言うわけにはいかない。そこで保健師と一緒に、健康調査で訪れたと称して本人と会ったこともあるし、当人が「電波が俺の身体を苦しめる」などと言っていたので電波監理局の者と名乗ったこともあるし、盗聴のことについて取材している雑誌ライターと自己紹介したこともある。つまり身分詐称をしたのであり、平然と嘘を吐いたのである（Dr.80―**確信犯的に身分詐称をする医師**）。健康調査云々ならば「当たらずとも遠からず」の範疇だろうが、よくもまあぬけぬけと電波監理局だのライターだのと言えたものである。

　この身分詐称についてあげつらうことは簡単である。だが、「廉直原理主義」がベストとは思えないし、当人とわたしとには妄想というキッチュな舞台で一緒に配役を演じるといった、どこか親しみのある感触が存在していたことを特記しておくべきだろう。騙すとか嘘を吐くといった剣呑《けんのん》な脈絡ではなく、互いに「やれやれ、生きていくのも楽じゃないねえ」とぼやきつつ微妙に心を通わせながら茶番を行っていた気がしてならない。妄想は本人にとってきわめてシリアスでありつつも、ちゃんと「分かって」いる相手となら、共に茶番劇を演じることもやぶさかでない――そんな二重性があって、だからこそ当人はわたしに身分証明書を出せとか名刺を寄こせなどとは迫らなかったし、奇妙な余裕さえ見え隠れさせていたのだった。

　こうしたデリケートな部分こそが、狂気の本質にかかわってくる。切迫しつつも馴れ合いを演じられるような一見矛盾した部分に、人間の心の奥深さがある。嘘→倫理的に問題！　といった粗雑な思考では、到底、彼らとは対峙出来ないのである（**Dr.81―患者の内面に備わっている二重性を理解し得ないまま、倫理を矮小化させる医師**）。

　情報を集め、本人をじっくり観察し、家の中の奇異な様子を見据え、そうすると医師として診立てが付く。そこでやはり入院が必要と考えるならば、わたしが病院と交渉し、何月何日に本人を連れて行けば即入院となるよう段取りを付ける。病院としては、医師から、当人と面接したうえでの率直な意見や診断書を添えて相談を持ち込まれれば、疑心暗鬼とならずに医療の問題としてきちんと対応してくれる。やっと入院への道が開けることになる。言い換えれば、身分詐称をしてでも訪問診察をするような医師がいなければどうにもならないケースがたくさんあり、ただしシステムとしてそんな訪問が確立している機関はどこにもない。そこに精神医療の大きな問題が指摘されることは事実である。

さて病院と交渉が成立したとして、では搬送はどうするのか。本人は嫌がるに決まっているから、多少なりとも強引に連れて行かねばなるまい。

もちろん、いきなり拉致といったことはしない。まずは説得をするが、それですらすら進行するほど甘っちょろいものではない。わたしだって万一怪我をするのは嫌だから、家族や親戚、保健所やセンターなどの職員などに立ち会ってもらう。場合によっては、わたしが本人を説得しているあいだに、立ち会う者に台所の包丁とか目に付く危険物を隠してもらったりもする。

搬送当日は、どこかものものしい空気が漂う。幾分緊張した表情でいきなりわたしや親戚が訪ねてくれば、本人もどこかで直感が働くのだろう。やはり表情を固くしている。

わたしは相手に向かって、まず、自分が本当は精神科医でありあなたは入院治療の必要があると率直に告げる。騙して申し訳なかった、しかし他に手段がなかったのだとも言い添える（Dr.82―**患者に向かって、今まで騙していたことを告白する医師**）。そのとき、相手はどんな反応を示すか。いきなりキレて襲いかかってきた、なんて人はいない。裏切られたといった落胆の表情と、案の定という妙に悟った表情と、オレに何をするんだという怯えと怒りの表情、それらが混ざり合った複雑な表情を浮かべ、あえて言うなら「泣き笑いの顔」に困惑のトーンを加えた顔であろうか。そんな顔つきのまま、大概はフリーズしている。

そこでわたしは自分の気を鎮める意味でもどこか軽い口調で、「自動車を用意してあるし、わたしも一緒に付き合うから、さあ行きましょうよ」などと告げる。すると相手は我に返ったように拒否の言葉を語り出す。しばらくの間、押し問答みたいな形で説得が繰り返される（本人の気が済むためには、このプロセスを省くわけにはいかない）。ただしこの説得はせいぜい一時間が限度で、それ以上は膠着状態となって互いに苛立ちを募らせるだけになる（Dr.83―**患者への説得には、それなりの限界があると割り切っている医師**）。

適当なところで（その適当なところを見分けるには、相応の経験や適性が必要）切り上げ、あとは「とにかくわたしを信用してよ、さ、行こう！」と勢いに任せて相手を促す。この気合でそのまま一緒に来てくれることもあるし、もちろん抵抗する人もいるが、大立ち回りとなることはまずない。わたしと誰か体格の良い親戚あたりとで両側から挟むようにして促すと、すんなり行く（正面から近づくと、それは当方から攻撃されるように感じられてしまうので暴力を誘発しかねない。脇から回り込むようにする）。

こうした描写に、人権無視だとか横暴だとか言う人がいるだろう。言いたければ言えばよろしい。わたしだって嬉しがって行っているのではない。もっとじっくりと、時間をかけて、心を込めて説得すべきだなどと安全地帯から偉そうに言うのは勝手だが、状況の流れを読み、本人の内面の重層性を洞察し、迷いの循環状態に陥らせないためには、むしろメリハリの利いた対応のほうが親切なようである（Dr.**84―けじめのない善意などよりも、時には勢いに任せて事態を進めたほうが相手に安心感をもたらすと心得ている医師**）。

用意した自動車に当人を乗せ、もちろん当方も同乗して車はスタートする。実は乗り込むときに、多くは声を荒らげたり嫌がったりする。にもかかわらず、発車したあとでもなお怒ったり暴れようとする人がいないのは不思議である。面白そうに外を眺めながら景色について話しかけてきたり、拍子抜けするほど寛ぐケースが多い。おそらく本人には、幻覚や妄想とともに、どこか俺はオカシイぞといった違和感や収まりの悪さを実感していたに違いなく、そのしっくりしない気分を払拭すべく奇異な言動や問題行動をエスカレートさせていた部分があったのだろう。そんなときに、あなたは病気なんだと真っ向から指摘されることは、不快であると同時に安堵感をもたらすことでもあるのだろう。

わざわざ書く必要もないことだが、我々の心はモノトーンではない。いっぺんに複数のことを感じたり考えたりするのは日常茶飯事だし、心の動きは大概において二重底である。矛盾した内容を感知したり、正反対の欲望を同時に抱いたりもする。それが普通なのであり、アンビバレントは我々にとってごく当たり前の状況である（それを無理に整合性を図ろうとすると、心は軋《きし》むことになる）。だから、数学のように冷徹な因果関係で精神を理解することなど乱暴極まりないことであり、さまざまな気持ちが並立していることを前提にアプローチを図るのが精神科領域の専門家ということになるだろう（Dr.85―**人間の心が、単純に記述出来るようなまとまりと整合性を備えているとは思っていない医師**）。世間における精神障害者への偏見も、基本的には彼らの内面をあまりにも単一の色で染め上げて理解しようとする姿勢に求められるべきだろう。

自分で（少なくとも形式的には）強制入院させた患者で、最後までわたしを恨んでいたのは、ベースにパーソナリティー障害があってそこに統合失調症が重畳《ちょうじょう》したケースのみである。他は、何らかの形で和解している。彼らは感謝こそしないまでも、わたしに入院させられたことを成り行きとして受け入れている（Dr.86—**強制入院をさせたからといって、それが必然性のあることなら、患者から恨まれ続けることはないと考えている医師**）。そんなことをここで自慢したいのではなく、少なくともフォロー次第で強制入院イコール「トラウマを刻みつける行為」みたいな発想は成立しなくなることを強調しておきたかったのである。

患者を騙すということ

騙すというテーマでは、治るかどうかという医師からの説明についても述べておく必要があるだろう。

患者ないし家族から、この病気は治りますかと尋ねられることは多い。その質問の背景には、精神科の病気は治りにくいことが多く、それどころか進行性で人格崩壊に至りかねないのではないかといった恐れがあるからだろう。また精神科の薬は怖いと思われがちで

（依存をきたしたり、副作用で廃人になるとか）、ましてや精神病院に入院したら治外法権の魔界ではないのか。そうした心配からも、治癒について問い質したいのであろう。世間に流通している精神病のイメージからすれば、そういった心配をしたくなるのは無理からぬ話である。

治りますかといった質問に答えるのには、なかなか微妙なところがある。精神科医の姿勢を試される場面でもある。なぜなら、「治る」という言葉はまことに幅が広いからである（Dr.87—**この病気は治るでしょうかと尋ねられて、どう答えようかと躊躇する医師**）。

多くの人が考えるところの「治る」は、風邪や肺炎が治るといったイメージに近いのではないか。つまり後遺症も残らず完全に病気以前の状態に戻るという意味での治癒である。こうした発想があるからこそ、「いつまでも薬を飲んでいるのは毒だ」「同じ薬を長期間飲んでいると、いざというときに効かなくなる」といった考えが生じ、それが医療不信につながったりする。素直にその疑問を担当医にぶつければよいのにとわたしは思うのだが、患者サイドとしては薬をいつまでもたくさん飲ませることで医師は儲けているのだろうから、そんな医師にとっての「痛いところ」を突いたらまずいことになると考えているのかもしれない（Dr.88—**どうせ大して必要もない薬をやたらと処方することで儲けているの**

だろう、と患者サイドから思われている医師)。

なるほど、風邪が治ってもまだ風邪薬を服用していたら、これは健康によろしくない。肺炎が治ってもなお抗生物質を漫然と使っていれば、耐性菌を招いてかえって危険なことになるかもしれない。その通りである。だが、もっと別な形の「治る」もある。

一つは、大怪我をした後のイメージであろうか。出血や痛みは治まり、傷口も一応は閉じた。しかし腕が失われてしまったり、神経が再生せずに麻痺が残ったり、傷が瘢痕《はんこん》として残った場合。これは治ったという言葉には該当しないかもしれない。後遺症や障害やトラウマ(!)が残ってしまったのだから。ただ、状態が安定したという意味で「治る」の範疇に入るかもしれない。

もう一つは、慢性疾患の場合である。高血圧や糖尿病では、風邪のようにケロリと治るといったわけにはいかない。だが降圧剤やインシュリンを使っていればそれで血圧や血糖値は正常に保たれ、そうなれば問題はきたさない。薬を服用するとか医者との縁が切れないといった意味では治ったうちに入らないのかもしれないけれど、状態をコントロールし安定させ安心出来るといった点からは、広義の「治る」に相当するのではないか。

といった次第で、「治る」には風邪タイプ・大怪我タイプ・高血圧タイプの三つが大別されるということになる。厳密には風邪タイプのみが「治る」に該当するのだろうが、なかなかそう都合良くはいかない。

何が治ったということなのか

精神科領域の疾患における治り方の多くは、大怪我タイプと高血圧タイプとの中間ないし混合のようである。

神経症の場合。一般的に、神経症は困難な状況や環境と、本人の性格との組み合わせで生じる。本人なりの感じ方や考え方と、苦痛をもたらすシチュエーションとが、時に神経症の症状をもたらすことになる。この場合、ベストなのは状況や環境の改善である。神経症の症状自体が、結果的に周囲を驚かせたり反省させたり職場の配置転換につながったりすることはあるから、神経症は結果というよりもアピールであり周りをコントロールするための手段（時には持って回った無意識レベルの当てつけや、意趣返しに近い）と見ることも可能である。したがって、場合によっては、無闇に医療が介入することはマイナスかもしれないし、逆に「医療が介入しなければならないほど大変な事態」ということに周囲への宣伝効果が生じるかもしれない。したがって単純に「治す」という概念を適用すれば丸く収まる話ではない。

薬やカウンセリングで、神経症の症状はある程度は改善するだろう。しかし先ほども述べたようにアピールやコントロールや当てつけといった側面に注目するなら、速やかに「はい、スッキリ治りました」となることは本人にとって望ましいことなのかどうか疑問である。医師が強引に治そうと張り切れば張り切るほど、患者は「治りたいけど治りたくない」といった矛盾した心性を抱えたまま足踏み状態となるのが普通である。そもそも当人は、自分を一種の被害者と自認しているから、おいそれと治ってしまうのも癪なのである。したがって神経症に対しては「治る」という概念は単純には当てはまらない。状況や環境を整え、本人の性格を変えれば神経症は再発しないだろうが、それはもはや患者を別人に仕立て上げてしまうことであり、医療の関与する範囲を超えている。神経症の治療で目指すべきは、本人が現状といかに和解すべきかということであり、そのためには時間の流れもまた必須の要素となるだろう。

依存症の場合。アルコールだろうとドラッグだろうとギャンブルだろうと、それにハマるタイプの人は、そのような生き方が身に付いている。それ以外の生き方では、不全感や違和感が生じてしまう。彼らに対する治療もまた、夢から覚めるかのごとく依存症から抜け出すといった顚末にはならないようである。あえてシニカルな言い方をするなら、依存対象を医療や自助グループ活動や「依存症を克服した私という生き方」へと方向転換させることが治療の目標となっている。考えようによってはそれでは治ったことにならないわけだし、いやあらゆる人間は常に何らかの形で依存症的なのであるといった哲学的論議に発展する話なのかもしれない。まあ結果的にアルコール依存症がそうでなくなるといった意味で「治る」ということにはなるかもしれないが、アルコール依存症という生き方そのものを俎上《そじょう》に載せてみるなら、治るということが何を示すのかは意見の分かれるところであろう。

うつ病の場合。内因性うつ病と称される典型的タイプでは、抗うつ薬で奇麗に治る。風邪が治るのに近い形で治る（たまには難治性のものもあるが）。これは精神科において珍しい。もっとも、うつ病の発症には性格や体質的なものが大きく関与するから、治ってもいずれ再発する可能性はある。ただし一年間に風邪を二度ひいたからといって風邪が再発したと言う人はいないのであり（風邪をひきやすい人は確かにいるが）、同じ論法ですっきりと「治った」と言って差し支えあるまい。

ところが、ことに最近は、こうした純系のうつ病は少ない。むしろパーソナリティー障害と見るべきであったり、途中から神経症に移行したりと、どうも医師として困惑させられるケースが目立つ。したがってきわめて治りが悪く、あるいは治ったのだか治っていないのか判然としないまま遷延していくことが珍しくない。

統合失調症の場合。治る・治らない、といった文脈でもっとも問題になるのは、おそらく統合失調症である。かつて統合失調症は精神分裂病と呼ばれ、その前には早発性痴呆と称されていた。基本的に統合失調症は思春期や比較的若い時期に発症する。そして治療されないままでいると、往々にして精神の荒廃状態を呈し、それが痴呆状態に近いものと見做されたのであろう。そうした経緯から、早発性痴呆といった呼称が生まれ、その名称には「治らない」といったニュアンスが含まれていた。

だが抗精神病薬の発見（一九五二年。現在でも使われているクロルプロマジンの発見を嚆矢《こうし》とする）により、早めに治療を開始すれば大幅な改善が期待出来るようになった。治療の時期が遅れるほど改善は思わしくなく、そうした事情も含め、統合失調症の予後は治癒も現状維持も荒廃状態もそれぞれ三分の一の割合であると説明されていた。

この説明は巧妙である。風邪が治ったように治らなかったとしたらそれは治療開始の時期が遅れたという話になり、つまり早めに医者の所へ連れて来なかった家族のせいといったことになってしまうからである。統合失調症は幻覚や妄想や興奮といった症状が出現する前に潜在的に病気が進んでいるほうが普通だから、いつだって治療は手遅れになってしまう。これでは身も蓋もない。

　では現在において、統合失調症は治るのか？　曖昧な言い方で恐縮だが、99％もとに戻ったとしたら、これはおそらく「治った」とカウントしても非難されまい（慢性疾患として服薬の継続は必要という条件付きでの話であるが）。「1％足りないじゃないか」と文句をつける人はあまりいないだろう、少なくとも身体の病気であれば。だが精神において1％の欠落が大いに問題となる可能性はある。

　どこに行ってもイジメに遭うタイプの人がいて、そうした人が極端に変わった人物であることは少ない。微妙にどこか言動が「ずれて」いたり、会話の流れをときおり読み取り損ねたり、「言わずもがな」のことを気付かなかったり、比喩と現実とを混同するようなところがあったり——だからといって日常生活に差し支えるわけではないが、そのような僅かなぎこちなさは案外と世間の人たちの癇に障りがちなのである。些細だからこそ気になり、揶揄したくなる。毫釐《ごうり》だからこそ差異の少なさに却って周囲の神経を逆撫でする結果となり、イジメを受けることになりやすい。だから統合失調症の人がイジメの標的になりがちといった話ではなく、精神において1%の瑕瑾《かきん》は予想以上に周りに違和感を与えかねないという事実を指摘しておきたいのである。

あるいは、ほんの少しばかりセンスが的外れになってしまったとして、それがまずい形で出てしまうことだってあるだろう。たとえば雑誌の編集部にいた人が統合失調症となり、三カ月ばかり入院してから仕事に復帰したとしよう。以前のように明るい表情を取り戻し、仕事ぶりも特に問題はなさそうに見える。ところが企画会議に臨んで当人が提出した企画は「今、秋葉原が熱い！」というピントのぼけたもので、ましてや連続殺傷事件の起きた後では。しかし本人は自信満々であるとしよう。入院前だったら、こんな企画など鼻先でせせら笑いかねない人だったのに、平成二十一年というのにそんな企画を目をきらきらさせながら提出しているとしたら、これは出席者全員が口を噤《つぐ》んだまま部屋の空気が凍りつくことになるのではないか。1%の瑕瑾とはそのような類のことを指し、そしてそれが時間経過とともに改善されていくかどうかは、それこそ半々といったところであろうか。

日常生活を滞りなく送れ、通常の事務仕事もこなせるとしたら「治った」と考えて構わないのか。「今、秋葉原が熱い！」レベルの間の抜けた企画を平気で出してくる健常者はいくらでもいる筈だから、そのようなものを提出したからと言って「取るに足らない」ことなのか。いや、そういったところで陳腐にならないところにこそその人らしさがあったのだとしたら、決して「取るに足らない」ことのわけがないと主張すべきなのか。「取るに足らない」ことじゃないですかと言い張るとき、そこにはある種の偽善や誣言《ぶげん》が入り込んでいないか。

当人が世間からどのように期待されているかによって、99%の治癒は評価が大きく分かれてくる。99%なら工場のライン作業は立派に勤まるだろう。だが場合によっては、なまじっか99%であるからこそ痛々しい事態が生ずるのである。精神科医としてそこに目をつぶるのか否か。誰も論じようとはしないが本当はきわめて重大な点であるだろう。しかも下手に論ずると、職業に貴賤があるかのごとき展開にすらなりかねない（Dr.89—**治るという言葉に込められた幅の広さに、意識してかしないでか、気が付かない医師**）。

治るかどうかといった話は、ここまで踏み込んで語られるべきだろう。そうなると、精神科医は生き生きと人生を生きるとはどのようなことか、それを問われることになってくる。「人間だもの」などと言ってへらへらしていられるほどに人生は甘くも単純でもないとわたしは思っている。だから毎日がつらいのかもしれないが、寛容であることと締まりのないこととを混同するような態度は嫌なのである。だから他人にシビアである必要はないが、故意に自分の気持ちを誤魔化すのは心地が悪い。そんな次第で、わたしは統合失調症において「治る・治らない」といったテーマは、少なからず気持ちが動揺させられてしまうのである。そしてそれが精神科医として困ったことなのかどうかも、判断がつかないでいる。そのあたりが自分自身のシニカルさに通じているような気がしてならない。

消えない妄想

ところで、いくら治療しても妄想の消えない患者がいる。ではそういった人は社会生活を営めなくなっているかというと、案外そうでもない。こんなことを書くとわたしが出まかせを言っていると思えるかもしれないが、外来通院をしていた六十代の小柄で痩せた男性Rは二つの妄想に憑かれていた。

一つは、ＮＨＫに関するものである。かつてRは、受信料の支払いについて深刻なトラブルを起こしたことがあるらしい。その際の恨みが尾を引いているのだろう、いつしか彼はＮＨＫの不正に関わる重大な秘密を握っていると信じるようになっていた。Rはその秘密を原稿に書き、自費出版として刊行する用意をしている。もしそれが発表された暁には、会長以下管理職全員の首が飛ぶという。彼が原稿を完成させて以来、ＮＨＫはRを脅したり家宅侵入したり懐柔作戦に出たり、時には色仕掛けで迫るべく女優を差し向けてくるという。そんなことをRは外来で勝ち誇ったように語り、誘惑に負けなかった自分を自画自讃してみせるのだった。

もう一つの妄想は、彼が性豪だというものである。吉原のソープ街でRは既に有名人だという。ソープ嬢たちの間では「Rさんは凄い！」という噂が飛び交い、彼が行くとどこの店でも「逆に金を払うから相手をしてくれ」と懇願するソープ嬢が目白押しだというのである。わたしとしては、どこがどう凄いのか気になって仕方がないから教えを請うと、Rはたんに裸で横たわっているだけで、そこへ相手が跨《またが》って勝手に身悶えするらしいのである。下らないと思わずにはいられないが、Rによればそれが閨房《けいぼう》の秘術らしい。話としては、NHKが仕向けて来る色仕掛けとどこかでつながっている雰囲気なのだけれど、いまひとつ断片的なストーリーに終始している。

もはやそれら二つの妄想は、彼の人生の重要な構成要素となっているから、今さらそれを荒唐無稽だとか非現実的なものとして奪い去ることはかえって残酷だと思う。だから外来では、彼に話を合わせている。およそ五分くらいRの武勇伝だか自慢話に耳を傾け、ではまた二週間後にいらして下さいということになる。

こうしたやり取りを、それはそれでよいと思いつつも、わたしはどこか気まずい気分を否定しきれない。Rの妄想に話を合わせつつ、自分が彼を小馬鹿にしている感情を拭えない。理性の部分では馬鹿になんかしているつもりはないが、やはりわたしの顔にはシニカルな薄笑いが見え隠れしているに違いない。それが自己嫌悪に通底するのである。Rと親しく接すれば接するほど、俺は偽善者だという気持ちに陥っていく。では彼の妄想を否定ないし無視する形で接すればよいかといえば、そうは思わない。今の自分の接し方のほうが良いと思う。にもかかわらず、彼を弄《もてあそ》んでいるような心苦しさからは逃れられないのである。

結局、Rに対する自分のスタンスが定まらないのが問題なのだろう。語弊はあるけれど、あるときは妄想ゆえに「愚かな人」となってしまったRにわたしは向き合う。またあるときは、たんなる患者としてのRと向き合う。さらには、初老期に差し掛かった一人の人間としての、あるいは不運にも精神疾患を患ってしまった人物としてのRと向き合う。そうしたさまざまな局面が総合してこそのRであるが、わたしは結局のところ彼を「みくびって」いる。自分の叔父がRみたいだったら恥ずかしいなとか、横山まさみちのマンガを連想したり、そんな不謹慎なことばかり考える。

腹の中で不謹慎なことを考えたり面白がったりすることと誠実に振る舞うこととは両立し得るというのが、わたしの基本的な考えである。そうでなければ、とてもじゃないけれどもやっていられない。けれども自身で納得しているはずにもかかわらず、気まずさに襲われてしまうのはなぜなのか。

患者サイドが妄想と現実との矛盾を抱え込んでも平気でいるように、医療サイドも矛盾した気持ちをそのまま保持しつつ向かい合えばよいのに違いない。無理に一貫性を持たせようとすると、かえって息苦しいことになる。そのことを自覚しつつもときおり心が穏やかならざるときがあり、しかしその悩みはせいぜい自分で善人ぶっているだけのようにも感じられるのである（Dr.90—**どこまで真剣に悩んでいて、どこまでがナルシシズムの発露に過ぎないのか、自分でも判然としない医師**）。

第七章

幸福・平穏・家族

「21世紀のヤングは電脳派」

精神科の疾患の多くは、治療の対象としての「病気」であると同時に、「劇的な体験」でもある。それに遭遇することによって、治る・治らないといった次元の話とは別に、本人の生き方は多かれ少なかれ変化を遂げる。人生観が変わり、生活のあり様が変わり、しばしば家族関係や交友関係が変わり、立場が変わり、自分の目に映る世間の姿が変わる。人間として一皮剝けることもあれば、人柄が変貌してしまうこともあり、生きていくことを諦めてしまうことすらある。いずれにせよ、体験してしまった以上は、何らかの不可逆的変化が内面にも日常にも訪れるだろう。

だから精神科医は修理屋といった立場で淡々と過ごしているわけにはいかない。好むと好まざるとにかかわらず、患者の人生に少なからず関与せざるを得ない（Dr.91——**気が進まないながらも、成り行きから、患者の人生に深く関わってしまう医師**）。そしてその関与は、「おめでとうございます、これで完治しました。頑張って以前の生活に戻って下さい」といったシンプルな言葉で終わることは滅多にない。僭越に聞こえるかもしれないが、現状を踏まえたうえで、いかに患者に幸福になってもらうか、その可能性に考えを巡らさなければならない。

前章の183頁で触れた症例（発病した雑誌編集者）に類似したケースに登場してもらおう。一流大学を首席で卒業し、大変な倍率の試験を突破して大企業の企画部へ入ったものの、一年も経たないうちに統合失調症を発病し、しかも初期症状がよりにもよってプレゼンテーションの最中に激しい病的不安に駆られて奇声を発するといったものであったせいもあり、入院と同時にあっさり解雇されてしまった青年がいた。会社の圧力によって、親のほうが「息子は退社させます、ご迷惑をおかけしました」と申し出ざるを得なくなってしまっていたのだった。当人が病棟で朦朧《もうろう》としていた時期に、そんなことが勝手に決まっていたのである。

病状が落ち着いてきても、彼はまだ会社に籍がなくなったことを知らされていなかった。親としては、そんなことを息子に伝えるのが忍びなかった。もっと心がしっかりしてから伝えようと、事実上の現実回避をしていたのである。

青年は開放病棟で養生しつつ、あとひと月もしたらまた会社へ復帰するつもりでいた。会社から誰も見舞に来ないことについては、ここが精神病院だから遠慮しているだけだろうと気楽に構えていた。どうせ暇だからと、青年はベッドの脇の折りたたみ式の机の上で、企画書を作成してみることにした。薬のせいで頭がクリアになりきれていない気はしたが、暇だけはたっぷりある。

　企画書作成は、予想外にすらすらと進んだ。「東京がハワイに！　温暖化歓迎」「21世紀のヤングは電脳派」「エコとネコとの田舎暮らし」「現代の芭蕉は、メールで俳句を送る」等々、どんどんアイディアが湧き出てくる。担当医は、回診の折にその企画書を青年から見せてもらった。青年としては、こんなことを思いつけるくらいに回復しましたとドクターにアピールしたかったのである。

　だが担当医は、態度にこそ出さなかったが心の中で深い溜息をつき、表情を曇らせた。ドクターは密かに思ったのである、何て下らない企画書なんだろう、と。地球温暖化をハワイと結びつけるとか、電脳とか田舎暮らしとか、今さらタイミングの遅れた内容ばかりではないか。ヤングだとか現代の芭蕉とか、いくら何でもセンスが古過ぎる。早い話が、陳腐でしかない。こんな企画書を出したら、あっという間に左遷だろう。自分の企画の野暮さ加減が分からないことが致命的で、だがそれを指摘するのはさすがに躊躇される

（Dr.92—**本心を口にすることは憚られるものの、それを黙っていることにも抵抗を覚えて心苦しい境地に立たされている医師**）。

確かに青年は状態が落ち着き、元気を取り戻しつつある。雑踏を歩いていても、誰にも違和感は覚えさせまい。仕事にしても、マニュアル通りの作業をするとか単純労働の類なら問題なくこなせることだろう。企画書にしても、町内会のイベントのレベルならOKである。けれども、第一線の企業の社員として求められるものとしては、話にならない。こんなものを会議で出したら、おそらく同僚たちは一瞬固まってからそっと視線を交わし合って沈黙してしまうだろう。苦笑を浮かべて、わざとらしく天井を仰ぎ見る者もいるかもしれない。上司は眉間に皺を寄せ、青年を一瞥してから彼の企画書を無視して会議を進めていくことだろう。そして青年のみが、なぜ周囲の雰囲気が妙にぎこちないのか、その理由を解すことが出来まい。

何を以て治癒とするか

いったい彼は病から回復したと言えるのだろうか。多くの医師は、取ってつけたような笑みを浮かべつつ、ほぼ回復したと答えるだろう。ただし問題は「ほぼ」という部分である。なるほど服薬さえ続けていれば99%は回復したと言ってよいのかもしれない。幻覚も妄想も興奮も不安もない。だが残りの1%こそが重要な場合だってある。「東京がハワイに！　温暖化歓迎」「21世紀のヤングは電脳派」「エコとネコとの田舎暮らし」「現代の芭蕉は、メールで俳句を送る」といった企画を立てられるだけでもとにかく立派なものだと言い募ることは出来るだろう。しかしこんなレベルでは「嘱望されたルーキー」にはほど遠い。彼のアイデンティティーは自他共に認める「一流」だったのであり、むしろ「シニカルな切れ者」であった。それが今や「21世紀のヤングは電脳派」などと噴飯物のコピーを綴って平然としている。

そうした点では、彼はもはや以前の彼ではない。ある意味では惨めであり、横で見ていても「痛い」ということになる。微妙に能力が落ち、いや微妙にセンスや思考回路が平板かつ凡庸に変化しているところが、なまじ微妙だからこそ周囲としては狼狽《ろうばい》せざるを得ない。どのように指摘をすればよいのか見当もつかないが、とにかくこれでは何かが欠落してしまっている。みずみずしさや思考の瞬発力が見当たらない。センスが形骸化している。それは些細なことのようでいて、実はそういった部分を巡って先頭集団が鎬《しのぎ》を削っている事柄なのである。だから現実問題として、もはや彼は以前のポジションには戻りたくても戻れない。なぜ戻れないか、それを彼が上司に問い詰めたとしても、おそらく上司は理由をうまく説明出来ない。が、上司の判断はビジネスマンとしては誤ってはいないのである。

精神科医というものは、ある意味で人を馬鹿にしている。微妙だが重要な要素が欠落してしまった彼に向かって「ほぼ回復した」と言うのだから。それは明らかに欺瞞《ぎまん》である（Dr.93—**気まずさを感じつつ、あえて99%を１００%と同一視する医師**）。ほぼ回復イコール単純労働程度なら大丈夫、といった見切り発車は痛々しい。けれども「まだ足りない１%」の部分は薬やカウンセリングではなかなか取り戻せない。往々にして、このような微妙なものの欠落こそがホラーである。絶対音感を失ってしまったことに気付かぬまま、わずかに音程の外れたメロディーを真剣な面持ちで奏でているバイオリニストのように。

おしなべて医者というものは、命さえ助かればよかろうとか、多少の後遺症は出ても仕方があるまいといった発想をしがちである。大事の前の小事というわけで、それはそれでもっともである。命乞いをするときには、足の一本くらいは犠牲にしても構わないくらいのことは思ってしまうのが人間である。だが喉元過ぎれば、やはりいろいろと欲が出てくるのも無理からぬ話である。にもかかわらず、その「欲」の部分には取り合わないのが多くの医者である。

精神科医も、幻覚や妄想や興奮や不安さえ何とかすればあとは「それ以上望むのは贅沢というもんだ」と考えがちとなる。もしも心の底から本気でそのように思っているとしたら、ためらいもなくそのように思えるとしたら、よほどドライな医師か深い諦観に支配された医師（**Dr.94―精神医療では、せいぜい姑息的に患者を落ち着かせる程度のことしか出来ないと考えるに至った医師**）か、さもなければ鈍感な医師かのいずれかであろう。家族にとっては、微妙な欠落に気付きつつもそれをあえて無視してみたり、取るに足らないことだと自分に言い聞かせてみたり、当人への期待値を低く設定し直したりと、キューブラー・ロスが言うところの「喪の仕事」に準ずるプロセスが必要となる。

　入院中に事実上のクビとなった先ほどの青年は、退院後に、自分の学歴に相応しい華々しい職歴を求めて挫折を繰り返すことになるかもしれない。絶望と怒りとに絡め取られ、世間を（そして会社の圧力に屈した家族を）恨みつつ鬱屈した一生を送ることになるかもしれない。一発大逆転の夢を抱いて、発明にのめり込んだり小説を書いては賞に応募するようになるのかもしれない。あるいは、先頭集団に混ざって走り続けることだけが人生ではないと思い直し、つつましいながらも平穏な日々を送ることになるのかもしれない。そのように、精神を病むといった経験を通過することで人生のモード設定を変更し直す必要が出てくる場合がある。ただしこの場合に重要なのは、結局のところ当人にとって幸福とはどのようなことかという設問である。

ステレオタイプで分かりやすい価値観に基づいた幸福、すなわち出世するとか金持ちになるとか美女を娶《めと》るとか学芸で偉大な業績を上げるとかアスリートとして金メダルを獲得するとか有名人になるとか、そういったものを得るには、統合失調症がプラスに働くことは稀だろう。逆に、神経症や躁うつ病が、原因か結果はともかく成功体験に絡んでくることはむしろ多い。ここでは統合失調症に焦点を当てて話を進めていくが、病を得てそれが落ち着いたのち、以前と同じようにステレオタイプな価値観を追求するとなると、「まだ足りない1％」が足を引っ張る可能性はきわめて高い。しかもその1％は自覚することも説明することも容易でない。容易でないが重要な要素である。成功するための七つの法則だとか十カ条だとか、そういったハウツー的なものからは常に取りこぼされてしまうようなデリケートな部分である。

先ほどの一流大学卒の青年に話を戻せば、たとえ彼が会社をクビにならなかったとしても、斬新な企画書を提出し野心的なプランを次々に創出しライバルの動向を読み取りつつ社内で勝ち抜いていくことは難しいだろう。それは否定の意味で言っているのではなく、背の低い人にとってバスケットボール選手になることは不利であるといったことと同じような話の流れで、適材適所にはなり得ないということである。臨機応変とか、咄嗟の判断とか、直前の差し替えとか、巧みに手抜きをして期日に間に合わせるとか、問題点を隠したまま「そつ」のない答弁をするとか、「はったり」をかまして相手を牽制するとか、嘘も方便を貫き通すとか、そのような振る舞いには向かなくなるということである。

だが不思議なことに、地道で堅実で誠実（しかし不器用で時に緩慢）であることは世間ではあまり重要視されない。本当は大切なことなのに、そういった要素に対しては金を払ったり敬意を払ったりしたがらないのが今どきの風潮である。つまり病から回復した99%青年は好むと好まざるとにかかわらず人生の方向性やペースを変えざるを得なくなり、しかしそのことによっておそらく世の中の価値観の歪《いびつ》さに気付くということになるのだろう。たまに依怙地になって以前のペースを堅持しようとしている人がいるけれど、大概は思うに任せず、そうなるといつしか被害者的になったり「あのときあそこで角を右に曲がらなければ病気にはならなかった筈だし、そうすれば今頃は成功を享受していたに違いない」といった類の無意味な妄執に囚われたりしがちとなる。まあ気持ちとしては分かるけれども、自縄自縛の不毛な精神生活に陥ってしまうこともある。

たとえば自分の息子が自他共に認めるエリート予備軍だったのに、それなりに病が一段落した今は町の精神障害者作業所に通っているとしよう。そこで雑誌の付録を組み立てたり、ダイレクトメールを封筒に詰める作業でもしているとする。そのとき親としてはどのように感じるか。ああそれなりに頑張っているな、まずは簡単なことから再スタートだね、と落ち着いて現実を直視出来るだろうか。多くの親は、内心、かなり動揺するのではないか。職業に貴賤はないとか、何をしていようと懸命な姿こそが尊いなどと言いながらも、結局のところはそのような公式発言を今まで本気で口にしていたか否かが試されるのである。偽善とか心のこもらぬ正論とか雑駁《ざっぱく》な理想論とか、そういった形式主義を真正面から問い直されることになる。

だからこそヘヴィーであり、だからこそ根源的な経験であり、だからこそ他人には本当には分かってもらえない事柄ということになる。そのとき精神科医は、親の動揺を鎮めるためのもっとも頼もしい存在として機能することになるかもしれない（Dr.95―**人生観の転換を迫られた親に対し、真摯に向き合い寄り添おうとする医師**）。だがそうとは限らない。表面的で身も蓋もない精神科医の態度に身を固くしたまま、自分たちなりに時間を掛けて気持ちを整理していかねばならない親のほうが多いだろう。せめて作業所のスタッフや家族会の人たちだけが励みになるといったことも多い。だがそうした苦しみは、尊厳といった領域に属する重要な体験でもあるだろう。

ステレオタイプな幸福

競争社会や、見栄の張り合いみたいな生活にすっかり嫌気がさし、兼好法師や尾崎放哉《ほうさい》やつげ義春のような世捨て人的生活に憧れる人は少なくない。たとえ本気で現在の生活を捨て去るだけの覚悟はないとしても。

つまり「ステレオタイプで分かりやすい価値観に基づいた幸福」なんて所詮は虚しいことだと、大概の人は思っている。が、同時に、プチ成功がもたらす達成感や、ライバルを出し抜いたときの快感が何ものにも代え難いことも我々は知っている。人間の特徴の一つは矛盾した二つのことを同時に考え受け入れられる能力であるから、こうした心性はむしろ自然であろう。

自分自身について振り返ってみても、ひっそりと孤独で内省的な生活を送りたい衝動にはいつも駆られている。滅多に人の訪れない私設博物館の売店で絵葉書やパンフレットや化石を売るとか、別荘の留守番役とか、山奥でロープウェーの操作係を務めるとか、ダムの管理員とか、寂れた映画館の映写技師とか、贋の古文書や家系図を作る職人とか、伝書鳩の愛好家団体の事務員とか、ローカル線の鉄橋にペンキを塗る人とか、活火山監視人(そんな仕事があるとしての話だが)とか、そのようなことをしている自分を夢想することはしばしばである。

にもかかわらず、いったいなぜ、ステレオタイプで分かりやすい価値観に基づいた幸福にわたしは惹かれてしまうのか。蔑んだり嫌悪感を示したりしつつも。

たとえば有料老人ホームで余生を過ごす自分を考えてみる。わたしは身体の自由も利かず、意欲も衰え、静かに無為な日々を送るだけだろう。だがホームだろうと病院だろうと、結局は集団生活である。詮索好きの人間や、鬱陶しい輩が必ず存在する。あるいは空威張りしたり、老いてもなお俗な価値基準から逃れられない下らない連中が。考えただけでげんなりしてくる彼らを、わたしは相手にしない。すると連中は腹立ち半分にこちらの過去を穿鑿《せんさく》してくる。いかに取るに足らぬ人間であったかを証明しようとする。もしそんなときに、わたしが錚々《そうそう》たる過去や目を見張る業績の持ち主と知れたら、彼らは（たぶん）無礼な態度をあらため、一目置くようになる。だからどうしたというわけではないが、おそらく老人ホームでの生活は遥かに快適になるはずで、言い換えるならば、分かりやすい成功や権威は幸福をもたらすとは限らないが往々にして不快さや煩わしさや侮辱から自分を守ってくれる。人生の最後を、わたしは穏やかに過ごしたいのである。被害者的な傾向のあるわたしとしては、精神的な自己防衛の道具として、それなりの成功や業績を欲する。

しかも五十を過ぎてもなお、わたしは両親に自分を誇らしく思ってもらいたいのである。いや、褒められ、感心され、出来れば嫉妬されたい。そのためには分かりやすい価値観に基づいた成果が必要で、そうでなければ自分はある種の罪悪感に苛まれてしまうのである、親の期待に背いた駄目人間として。自慢か罪悪感か、そのどちらかというのも常軌を逸した話かもしれないが、似たような心性に突き動かされている人は案外と多い気がする。ただし彼らはそんなことは口にしないし、説得力を以てうまく他人に説明することも難しい。まさに「大人げない」態度なのだから。

ここでわたしが述べたいのは、成功とか勝利とか業績とか地位といったものは、なるほど虚しいものである。そこには俗っぽく低劣な欲望が宿りがちであろう。精神病を患ったことを契機にそうした固執から離脱出来たことをむしろ喜ぶべきといった発想すら成り立つかもしれない。しかし、世の中を淡々と、無欲に過ごすためには実は成功や勝利や業績や地位の実現こそが裏づけとなる。有機野菜や無添加食品しか口にしないとかスローライフ的思考を都会で実践するためには、あくまでも裕福であることが大前提になるのと同じことであって、俗物的サクセスは意外にも人を恬淡《てんたん》とさせるための必要条件のようにわたしには感じられてしまう。

それが正直な気持ちであり、もちろん反論がいくらでもあり得ることは承知しているが、精神病を経て虚心坦懐に至るというよりはある種の不自然な超然さに至っているだけの状態を「あえて」受容しているような不誠実さを、わたしは精神医療の関係者に見出してしまうことが少なくないのである。ただしわたしも同じ穴の狢《むじな》であり、そのような混同が必ずしも否定すべき事柄なのか否かも分からないのだけれど、やはり心に引っ掛かって仕方がない。

気休めと慰め

精神科医は、その立場上、患者本人や家族に気休めや慰めを言わねばならないことが多い。本来、心にまつわる事象については断言をしかねることが大部分だから、かなり楽観的なことを言ってもそれが嘘とは限らない。そんな事情もあって、また相手が気落ちしても困るから、どうしても底上げした話や、妙に悟りきったようなことを語らざるを得なくなる（Dr.96—**そっとニュアンスを曲げて楽観的な見通しを語りつつ、自己嫌悪に苛まれる医師**）。そんな瞬間に「あんた、それ本気で言ってるの？」「自分や身内の場合であっても、同じように考えるんだね？」と突っ込まれて、平然としていられる精神科医はどれだけいるのだろうか。

出世や栄達だけが人生じゃないですよと言うとき、相手のためを思って確信犯的にそう発言しているのなら構わない。ただしその際にも、相応の羞恥や心の痛みを密かに覚えてもらいたいわけで、そうでなければ怪しげな人生読本やインチキ坊主の説教と大差がなくなる（Dr.97—**自分ではそんなことを思ってもいないのに、ぬけぬけと脱俗したかのような考え方を押し付けようとする医師**）。が、下手にためらいや迷いがあると、しどろもどろになったり説得力に欠けてしまう。いやはや難しいもので、そういったときにこそ医師本人の人生観が問われることになるのだろう。いずれにせよ、この章の冒頭で述べた一流大学卒の青年のケースみたいな微妙な点には目をつぶっているわけで、日々の診療は大いに欺瞞に満ちている。

さて問題は、俗世間的な成功のコンテクストで幸福の追求をすることよりは、路線変更をしたほうが賢明なケースを前にしたとき、精神科医はどのように振る舞うかということである。もちろんそんなプライベートなことには関与しないといった態度もまた一つのありかたではある。だが、心の病において「病」の部分だけを見ながらフォローを続けていくわけにはいかない。どうしても人生の営みそのものに踏み込まざるを得なくなる。明らかに失敗に帰すような努力を当人が重ねていたとき、だからそれにストップを掛けるのがベストとは思わないが（場合によっては、気が済むだけチャレンジし失敗することでやっと本人なりに納得がいく場合だってあろう）、遅かれ早かれ当人が絶望に至った際にどんな言葉を掛け、どんな提案をしてみるかは考えておくべきだろう。同時に、家族に対しても働きかけが必要だろう。当人は路線変更で仕切り直そうとしているのに、家族が俗世間的な成功にこだわり、そのこだわりが患者を追い詰めるといった図式は決して珍しくない。

ここでにわかに家族のことがクローズアップされてくる。医師は患者の幸福を願うわけだが、それは同時に家族をも納得させ家族の心をも安寧にさせるものでなければならない。それどころか、家族が腹を括り気持ちに余裕が生じれば、それに呼応して患者本人も気持ちを整理出来ることは多い。精神科医が患者の人生に関わるとき、それは家族へのアプローチをも含むことになるだろう。

家族という要素が繰り込まれると、幸福という目標は一筋縄ではいかなくなる。

たとえば一家に重い病人が出現したとしよう。精神の病でも身体の病でも構わない。そのこと自体はなるほど不幸な出来事であり、困った事態である。ところが息子が病気となることによって、離婚寸前であった両親の対立が停戦となり、やがて力を合わせて介護をすることでいつしか関係性が修復されるといった場合がある。すると病人の出現は僥倖《ぎょうこう》ということになるかもしれない。少なくとも病人の出現→不幸、といった単純図式には収まらないことになる。

長患いの患者への看病や介護が、家族に今まで体験したことのない生きがいや充実感を知らしめてくれることがある。病人を抱え込んだという同情されるべき事態に至って、やっと家族に、共通の目的意識や絆や張り合いが生じることもある。わたしは好んでひねくれたり屈折した言い方をしているのではなく、右に述べたようなことは実際にある。しかし家族はだから喜んでいるというものではなく、苦しい中にも救いを見出したいといった気持ちが何らかの「見返り」を探し当てるということなのかもしれない。いずれにせよ無意識レベルの話となるが、病人が出現すると、出現したなりにあらたな家族内バランスが生じることになる。そしてその新しいバランスを今さら崩したくない（もう、右往左往させられるのは、うんざり！）といった現状維持志向の感情が生まれることが、少なからずある。

引きこもりは「心の病」か

　引きこもりの子どもに困っていると相談に来る親がいる。困るのは当然だろう。そこで親に助言や作戦を与える。藁にも縋るようにしてそうしたアドバイスに飛びついてくるかというと、必ずしもそうではない。期待したほど「意外性があって」「いかにも効果がありそうな」ことを教えてもらえなかったので落胆していることもあるかもしれない。既に本や講演会で仕入れた知識と大差がなくて、失望しているのかもしれない。それにしても、どうも切実さに欠け、シニカルな態度が先行している。この事態を解決できるものならやってみろと、なぜか挑戦的な心情すら窺えることがある。なぜなのか。

　なるほど、引きこもりは憂慮すべき事態である。だが、なぜ引きこもりが生ずるに至ったのか。親が息子の学業成績に、あまりにも過大な期待を寄せていたことがまず第一にあったのかもしれない。その期待はつまり息子の幸せを願ってということなのだが、同時に親の見栄や、世間を見返してやりたいという親のリベンジ願望の代理人に仕立て上げるといったニュアンスを帯びていることも珍しくない。ある種の思惑が絡んでいるわけである（だから駄目とは言い切れまいが）。

　いっぽう息子のほうは、もはや限界に達して親の期待には応えきれないとしよう。ギブアップしてみるのも一つの方法だし、じっと我慢してせめて努力を持続するといった方策もあるかもしれない。居直って「ぐれる」とか、職人の道を目指すとか、家出をしてしまうとか、いろいろなリアクションがあり得るだろう。だが勉学の道からドロップアウトすることは自尊心が許さず、また別の道を歩んでみるだけの度胸も気概もなかったとしよう。その息子はどうにも動きが取れなくなる。

そんなときに、もしも時間の動きがストップしてしまえば、これはなかなかスマートな解決法となるだろう。なにしろ時間が止まるということは、あらゆる問題がすべて「棚上げ」になってしまうのだから。結論なんか出さなくてもいい。逃避は出来るし自尊心も傷つかない。

引きこもりのいる家庭の内部は、時間が止まっている。フリーズしている。物理的には時間が流れていようと、息子は永遠に青年のままとなる。しかも前途有望な青年として。彼は負け犬でもなければ挫折した若者でもない。尻尾を巻いて逃げ出した弱虫でもなければ、現実逃避をしているミスター「根性なし」でもない。たんにフリーズした時間に封入されている若者に過ぎない。あたかも琥珀《こはく》の中に閉じ込められた太古の昆虫のように。世間の俗物どもを締め出したクリーンな「無時間の世界」に彼は棲んでいる。

とはいうものの、本人にはやはり焦りがある。危機感もある。それにこんな状態に陥ってしまった理由を突き詰めて考えてみれば、親が自分に勉学を強制してきたからである。自分は被害者なのだ。おまけに、そもそも自分は親に産んでくれと頼んだ覚えはないのである。そう思うと怒りが募り、時に家庭内暴力じみたことをしたり暴れてみるものの、無力感をひしひしと覚えるだけである。しかも親の期待に応えられなかったことで罪悪感が生じ、その気持ちゆえに親から離れることに強い不安が生まれる。かくして息子はますます引きこもりから脱出出来ず、同時に、親は親で「引きこもり」が成立している間は現実を直視せずに済む。息子の実力、頭の程度はこんなものでしかなかったといった事実から目を逸らしていられる。

そんな経緯から、引きこもりに困りつつもその状態を本人も親も手放そうとしないといった構図が生まれる。その構図は、歪んだなりに安心感(のようなもの)を彼らにもたらしていることとは確かなのである。彼らの価値観、幸福のイメージに変化が訪れない限りは、引きこもりは延々と継続することになるだろう。

引きこもりを広義の「心の病」と見做すとして、しかしそれが出来《しゅったい》することで新しい(そして奇妙な)安定が訪れているわけである。だからこそ、親はその解消を望みつつそれが解消してあらためて現実と向かい合うことを恐れる。その矛盾した気持ちが、どこか煮えきらぬ態度として精神科医の目に映ることになる。引きこもりが止むことがストレートに一家の幸福に直結するとは限らないのである。

　小手先の解決法を模索してみても効果はない。現実的な対応は、まずは家族の硬直した価値観を変えることから始まるだろう。ただしいきなり変えることは困難だし、どうしてもある程度の時間経過が必要だろう、おそらく年単位の。そしてじっくりと時間をかけて本人と親、双方が「ああ、もっと別な考え方、別な生き方だってあるんだ」と思えるようになって互いに牽制し合うことから脱却した状態を、「和解」と称することになるだろう。そういった意味では、引きこもりは病というよりは家族病理を和解へと至らしめるためのプロセスと見做すべきかもしれない（Dr.98―**和解という形を、ゴールインとして設定することが実際的であると考える医師**）。

病状の「安定」とは何か

　統合失調症においても、家族が現状を受け入れ価値観を変えて新しい形の幸福を目指すようになるには、何年も要することが多いように思われる。いきなり発病したように見えても、実際には何年もの潜伏期や準備状態を経ての発病である。ならば、家族ともども納得のいく安定状態へたどり着くまでに同じ程度の時間を要しても、それは無理からぬ話ではないだろうか。

もっとも、安定という言葉もなかなか曲者《くせもの》である。さきほどの引きこもり家庭だって、ある種の安定状態として推移している。不健全な形の安定、低値安定といった状態はやはり感心しかねる。

統合失調症の一人娘（中年、独身）と老いた両親とが一軒家に住んでいるとしよう。娘は医療が中断しており、あまり具合がよろしくない。被害妄想が強まり、毎日苛立っている。精神科医に対しては恨みがあるらしく、絶対に受診をしようとはしない。同居している父親は卒中の後遺症で寝たきり状態であり、ここ最近は衰弱が目立ち始めている。母親は一応健康だが、優柔不断で現実と向き合うことを避ける傾向がある。

さて先月あたりから高齢の父は急激に食欲が落ち、顔色も悪いし呼吸も荒くなってきた。内科か老人科を受診しなければならず、おそらく入院の必要がありそうに思われる。ところが精神を病んでいる娘は、医者に診せる必要なんかないという。父は電磁波の作用で衰弱させられているだけだから、部屋の壁をアルミ箔で覆い、あとは私が念力で撃退するから大丈夫だ、病院なんかに行ったら余計に電磁波を浴びせられて衰弱死してしまうと主張する。

母はさすがに電磁波が原因とは思っていない。きちんと医者に診せるべきだと思う。けれどもそれを口にしたら、娘は怒り出すだろう。それが怖いし、娘だって娘なりに父を心配しているのである。ベストなのは娘も父も病院に行くことだろう。だがそうしたら二人とも入院ということになって、自分は一人ぼっちになってしまうかもしれない。それは不安だし、入院手続きの煩わしさや入院費や見舞のことを考えただけで頭が混乱してくる。娘は父を念力で治すのだと毎日祈りを唱えている。そんな様子はいじらしくも映り、その懸命な姿は心の病が改善していく兆しかもしれない、いやきっとそうだ。

ならば現状を荒立てずに、もうしばらく様子を見ていってもよいのではないか。と、そんなことを考え、客観的に見たらかなり「やばい」状態なのに、母としては現状維持ということで自己正当化してしまう——これもまた不健全な形の安定、見せかけの安定、そして低値安定ということになるだろう。驚くべきことに人間は平然と現実から目を逸らし、事態がマイナス方向へと向かっていようとも「不幸慣れ」してしまえる存在なのである。

こうした人にとって、たとえ建設的で前向きな方向であっても、とにかく変化そのものが不幸と同義になる。現状維持、悲惨なりに慣れ親しんだ状態に留まっていることこそが、心の平和につながるのである。おまけに娘にとっても、自分が治療を受けるよりは今のまま家で念力を発しているほうが自分の生き方に馴染む。一家のうち父親は死にかけているけれど、母と娘は今のままのほうがベターなのである。多数決で考えれば、一対二で一家は「このまま放っておいてほしい」という結論となる。

他人から見れば「どうしてあの夫婦は離婚しないのだろう」と不思議に思えるケースも、ちっとも珍しくない。たとえば——夫はアルコール依存症で、仕事をクビになったり喧嘩をしたりといった調子で、満足な社会生活も営めていない。妻はパートで一所懸命に働き、必死で家計を支える。あちこちに頭を下げて夫の働き口を探してくるし、誰かが夫を非難するといじましいほどの熱意で弁護をする。そんな甲斐甲斐しい妻へ、夫は酔うと暴力を振るう。ときにはソープで働けばもっと稼げるなどと呆れたことを言い、とにかく我儘放題なのである。

夫にとっては、妻は自分を支えてくれる便利な存在である。あまりにも便利過ぎ、涙ぐまし過ぎるゆえに鬱陶しくなることもあるが。だが妻のほうにはメリットがあるのか。

なるほど妻は一方的な被害者に見える。が、誰からも深く同情されるような立場に立ってこそ、やっと胸を張り、自分というものの存在価値を実感出来るような人がいる。酔うと最低人間と化す夫だが、シラフのときは優しかったりすると、離婚するということはその優しさを否定することになると考えてしまう。実は妻の父親も夫のようなアルコール依存症で、そのために幼い頃から散々苦労させられてきた。だからこそ、この夫を立ち直らせなければ自分の人生には決着がつかなくなる。自分の人生には意味がなくなる。そんな悲壮な気持ちと同時に、幼い頃からアルコール依存症と接してきたせいで、夫が巻き起こすトラブルは困ったなりに奇妙な懐かしさや親しみが伴っている。それを否定すると不安感が生じてしまう。あるいは、大変なりに現在の苦労はパターン化されている。もしも離婚して新しい生活を一から始めるとなると、自分は全く新しいパターンに順応していかねばならない。その手間暇や苦労を考えると怖気《おじけ》づいてしまい、現状にしがみついていたほうがよっぽど気楽である。と、そんな具合に妻としては今のままのほうが結局は落ち着き、困ったとぼやきつつも今の日常に縋っているのがまさに「低値安定」ということになるのである。

幸福とは何か

ここであらためて幸福という言葉について考えてみよう。

おそらく幸福には二つの意味が含まれている。一つには、幸運とか勝利とか果報、至福、快挙といった強烈な喜びである。それは一過性か、あるいは次の瞬間には運命のバランスを取るべく大いなる不幸が待ち受けていることなのかもしれないが、とにもかくにもカタルシスを伴う華々しい出来事としての幸福である。

このような意味合いでの幸福には、精神科医は関与する余地はない。ただし、例の99%青年においては、残念ながら発病以前に比べてカタルシス型の幸福を「摑み取る」可能性は低くならざるを得まい。そのあたりを本人にも家族にもやんわりと受け入れてもらえるように働きかけることは、やはり担当医の責務になるだろう。

もう一つの幸福は、平穏無事とか安全安心、安寧とか和《なご》み、心配がない、悩みがない、といった心の平和を指す。時にこうしたものは退屈とか小市民的とか覇気を欠くなどと悪口を言われがちであるが、窮地に立たされたりつらい目に遭えば、いかにこうしたものが大切であるかを痛感することだろう。そういった点では、不幸を味わっておかなければ理解し難い性質の幸福と言えるのかもしれない。

結局のところ、精神科医はこちらの（小市民的な）幸福の尊さを説くということになる。だが常識的には、そうしたタイプの幸福を青年のうちから追求するとしたら、それは若年《わかどし》寄《より》とでも揶揄されるのではないか。さもなければ、生活の安定が何よりだと地方公務員を志望したり、無難を好み冒険を否定するといった退屈人間に分類されかねない。童貞のくせに色即是空などと宣《のたま》う奴みたいで、面白みに欠けるということになろう。それに精神科医自身、少なくとも若い頃から平穏無事のみを追求してきた筈がない。いかなる科であれ、医療者は波瀾万丈や阿鼻叫喚や異常事態にロマンを求めるタイプが普通なのだから。

　そうなると、精神科医が患者の幸福を願うと言いつつその実体が小市民的幸福であるということには、どこか不協和音が生じることになる（Dr.99―**自分は野心も貪欲さもたっぷり持ち合わせているくせに、他人には『つつましさ』を強要する医師**）。少なくともわたしはそのあたりが誠に居心地の悪い気分で、嘘を吐いているのではないけれどもどこかアンフェアに振る舞っているように感じられてならない。わたしはカタルシス型の幸福にも、小市民的な幸福にも、そのどちらにも未練がある。

　詰まるところダブルスタンダードを使い分けているような不誠実さを自覚しないわけにはいかないし、医療・福祉領域の言説に「正論だが、どこか釈然としない」といった感覚がつきまといがちなのも、こうした漠然としたアンフェア感と関連していることが多いのではないだろうか。

精神科医が、故障した電気掃除機を修理するような具合に精神疾患を「すっきり」と治せるケースは少ない。それは精神疾患が脳内の生化学的異常といったシンプルな話のみには還元出来ないからであり、患者の置かれている環境や人間関係や生育史や思い込みや錯覚や意地やこだわりや、さもなければ精神構造そのものの偏りなどが複雑に関与しているからである。殊に家族関係が重大なパラメーターとなる。

しかも統合失調症などでは、たとえ99％治すことが出来ても、残りの1％がカタルシス型の幸福を得ることを難しくしてしまうといった厳しい現実がある。そうなると、せめて(表現には問題があるが)小市民的幸福を第一義とするべきとなるだろう。理屈としてはそうなる。だが本人も家族もそんな話はなかなか受け入れられるものではない。当然である。しかし遅かれ早かれその第一義を受け入れざるを得ないことになろうし、たとえ健常者でも、あるいはカタルシス的幸福をたっぷり味わった者であっても、おそらく最終的には心の平和こそが何よりと考えるようになる。それこそが、人生との和解ということになるのだろう。

じゃあ、最終的に目指すものは同じなのだから、小市民的幸福を勧めることが結論となるのか。そうなると、人間に求められるのは身の丈に合った言動ということなのか？　美食の果てが一杯の茶漬けであったとしても、それのみで生活を送る人間を幸福と定義出来るものなのか？　そのあたりをクリアに言い切ってしまうことは不可能だろう。おそらく生きることの意味、生きることの価値といった問題につながってくるに違いない。

　そしてそのような根源的な問いを前にしつつも、わたしを含む世間の精神科医たちは、どこか気まずさや不調和な気分を覚えつつ、日々の臨床を着実にこなしていかなければならないのである（Dr.100—**倫理や哲学の領域に属す問題と現場で向き合いつつも、それに答えを出せぬまま診療に忙殺されている医師**）。

おわりに

公立病院や大学の派遣先となっている病院では、精神科医の出入りが多い。数年ごとに医師が入れ替わることも少なくない。したがって長年通院ないし入院している患者だと、十人以上もの歴代担当医と付き合ってきた、などといった人が散見される。

医師がその病院を去るときには、後任の医師のために、自分が担当していた患者についての申し送りをカルテに書き残していくのが普通である。家族構成だとか住所だとか初診日だとか、そういった基本情報はカルテの冒頭に記してあるけれど、当人の病状の特記事項や副作用などの注意事項、さらには性格や為人《ひととなり》などがわずか数行に要約して書かれている。すなわち、担当医によるデッサンである。

この申し送り事項は、なかなか興味深い。辛辣な人物評が書かれていることもあれば、治療の進展が捗々《はかばか》しくないことへの言い訳としか思えない記載があったり、医師としての苦労が吐露されていたりと、妙に彼らの本音が垣間見えることが多いからである。担当医としてどれだけ適切に人物および病態を把握し、しかもそれを素描し得るかが問われているわけだから、精神科医としての実力もある程度窺うことが出来る(そして人柄も)。

もしも自分が患者の側であったなら、申し送りとしてどのような人物デッサンがなされるのだろうかと想像してみたことがある。さぞや反感に満ちた言葉や幻滅感あふれる言葉が綴られるのではないかと考え、げんなりしてしまった覚えがある。

さて本書には百人の精神科医が登場しているのであるが、読み返してみると、百人のうちおよそ三分の二はわたしの分身としか思えないのである。それら分身たちは、互いに通底している場合もあれば、一見したところは正反対のキャラクターに見えたりもする。だがそうした雑多な要素が集積することで一人の精神科医が形作られている。人間とは本来そうしたものであり、つまり誰もがフランケンシュタインのようなパッチワークで出来上がっている。ツギハギなのだから、綻《ほころ》んだり矛盾したり不連続であるのは当然のことで、しかしそうした存在をわずか数行の記述で描き切ってしまおうとする強引さを職業上身につけているという事実を、精神科医は謙虚に反省すべきなのかもしれない。

この本によって、読者諸氏は精神科医療及び精神科医についてのイメージが変わったであろうか。予想通りと思った人もいるかもしれないし、驚いたり考え込んでしまった人もいるかもしれない。わたしが強調したかったのは、さまざまな精神科医がいるけれども、少なくともすべてを十把《じっぱ》ひとからげにしようとしたり、繊細な部分における彼らの苦悩や逡巡や努力を「成果主義」的な視点のみに立脚して踏みにじらないでいただきたい、ということなのである。

精神科領域には、病気そのものにおいても、治療や対応においても、言葉にすることの難しい曖昧かつ含みのある事柄が非常に多い。分かり易い正論や、シンプルな原則論だけではこぼれ落ちてしまう要素があまりにも多い。そうした事情の一端を理解する手掛かりにこの小著がなったとすれば、原稿を書き綴った甲斐があったというものである。執筆に当たっては、編集部の穂原俊二氏が伴走して下さった。謝意を記すと同時に、最後まで付き合って下さった読者の皆さんにもここでお礼を申し上げたい。どうもありがとうございました。

平成二十年十一月三日　　春日武彦

100人の精神科医リスト

Dr.1―認知症の老人にハルシオンを処方する医師　15
Dr.2―ろくに診察もせずに処方を出して患者を副作用で苦しめる医師　17
Dr.3―シンプルきわまりない処方に全身全霊を賭けるエクソシスト医師　19
Dr.4―訴える症状それぞれに別な薬を出して長大な処方箋を書く医師　19
Dr.5―三ツ星レストランのシェフのレシピみたいな処方をする医師　20
Dr.6―自分の臨床能力への不安をつい処方箋へ反映させてしまう医師　21
Dr.7―自信とステータスとで自在に患者を治してしまえる医師　22
Dr.8―処方には凝らない医師　23
Dr.9―プレゼンテーションに留意し工夫する医師　23
Dr.10―医療者の発想と患者の発想とのギャップに気付きそれを埋められる医師　24
Dr.11―凡庸で権威主義的なぶん、安心感を与える医師　24

Dr.12―思い込みは強いがそれが熱心さにつながる医師　25
Dr.13―体重三百キロの患者にこそ相応しい超ヘヴィーな処方を平気で出す医師　26
Dr.14―患者がどんな飲み方をしているかも把握せずに脳天気に処方をしている医師　27
Dr.15―無責任きわまる投薬によって、患者を犯罪者にしてしまった医師　29
Dr.16―それなりの経緯と事情から、愚かな処方を受け継がざるを得ない医師　31
Dr.17―他人の事情も分からぬくせに正論ばかりを言い立てる正義漢の医師　31
Dr.18―どんなにかわいそうな相手であっても、絶対に無料でカウンセリングなどしない医師　34
Dr.19―自殺予告の電話に、脱力系の姿勢で臨む医師　39
Dr.20―赤ひげ先生の単純明快さに憧れ、しかしそれが自分の心の脆さの裏返しであることを自覚しない医師　41
Dr.21―昔、うんざりさせられたり嫌いだった人物と似た風貌の患者が来院したとき、その患者につい不快感を覚えてしまう医師　45
Dr.22―どんなにとんでもない患者、品性を欠き迷惑千万な人物に対しても、笑顔で対応出来る医師　46
Dr.23―世間一般と同様の喜怒哀楽を感じるものの、それを冷静に自覚し診療の材料に出来る医師　48
Dr.24―わがままな患者に対して、陰険で持って回った意趣返しをする医師　51
Dr.25―自己主張しない患者を、時間がかからず便利な患者だと見做す医師　54

Dr.26―臨床を小手先の技術と考え、だから面倒なだけであるとしか認識出来ない傲慢医師 55
Dr.27―患者が美人であると、己のみっともなさを強烈に自覚させられて腰が引けてしまう男性医師 58
Dr.28―親しみを込めたつもりで、安易に相手の内面へ踏み込むような質問を発する医師 58
Dr.29―精神科医の発する質問や仕種がどれだけ患者に不安感や威圧感を与えかねないかを想像出来ない医師 60
Dr.30―診察中にそのカルテを見せてくれと患者に言われたとき、ためらうことなく相手に見せる医師 61
Dr.31―患者の心のメカニズムを把握していてもなお、相手の振る舞いに寛容になれない医師 65
Dr.32―もはや治療目標が見えなくなってしまったままパーソナリティー障害の患者に翻弄される医師 66
Dr.33―患者の言いなりに薬を出し、望み通りのコメントを語ることで好評を得ているカラッポ医師 67
Dr.34―家族の愚かしい振る舞いに困らされうんざりしつつも、どこかその家族にシンパシーを覚えている医師 72
Dr.35―精神科医として、自分は心にまつわるすべての事象を読み解けると思い込んでいる傲慢医師 77
Dr.36―もはや自分が一介の精神科医なのか人生の達人なのかプチ神様なのか分からなくなっている医師 77
Dr.37―診断用のテストを行うことばかりにこだわり、結果として相手から拒絶されてしまう本末転倒な医師 80
Dr.38―患者が聞きかじりの知識を口にしたからと、それに対して必要以上に反感を覚えてしまう医師 83
Dr.39―患者が抑うつ気分を全く訴えなくとも、それがうつ病である可能性をきちんと思い描ける医師 87

Dr.40 説得の内容がいまひとつであることは承知しつつも、熱意や工夫が相手に伝わる可能性を信じて説得を試みる医師 92
Dr.41 治療における優先順位として、医療者と患者との信頼関係を第一と考える医師 93
Dr.42 患者のためにと思っての判断なのに、結果が悪かったゆえ誠意の欠如と決めつけられてしまう惨めな医師 94
Dr.43 お前の顔つきは不謹慎であると誤解されてしまう焦り気味の医師 96
Dr.44 頼もしさや親しみやすさを醸し出そうとして、しかし結果的には宝塚の男役の出来損ないみたいな口調で喋っているだけの変な医師 96
Dr.45 商売熱心で保険点数や薬価についてはやたらと詳しく、パンフレットには「優しさ」「思いやり」「親身」といった言葉をちりばめたがるオーナー医師 97
Dr.46 善人ではあるけれど、パンがなければお菓子を食べればよいのではないかといったセンスしか持ち合わせていない医師 99
Dr.47 患者から優しい先生と言われて、咄嗟にそれを嫌味ではないかと疑ってしまう医師 105
Dr.48 患者とのささやかな心の交流に人生の豊かさを感知することの出来る医師 105
Dr.49 俗に言う三分診療に疚しさを感じつつも、時間のやりくりに懸命に取り組む医師 109
Dr.50 有名になればなるほど診察が雑になるというジレンマを抱えたタレント医師 110

Dr.51 実はヤブ医者なのに、閑古鳥が鳴いているゆえに丁寧な診察で患者から感謝される医師 110
Dr.52 自分で勝手に患者に後ろめたさを覚え、それを払拭すべくつまらぬ工夫を講じる医師 111
Dr.53 酷薄で他人の心の痛みなど分からないくせに、それを冷静沈着の証であり名医の証拠であると自分で信じている医師 113
Dr.54 パーソナリティー障害の患者の言動に根源的な恐ろしさを覚えてしまった医師 115
Dr.55 他人の命運を握り、そのうえで見せかけの優しさを示すことに快感を覚える医師 117
Dr.56 患者の自由意思を尊重するかのごとき姿勢を見せつつ、思惑通りにならないとたちまち掌を反して素っ気ない態度になる医師 118
Dr.57 誠実かつ信念もあるが、新興宗教の教祖と大差のない医師 121
Dr.58 患者へ入院の必要性を説得する仕事を、何度繰り返しても自信につながらない医師 122
Dr.59 方法論のない事態に対処することこそ己の血が騒ぐと心得ている、瞬発力に富んだ医師 122
Dr.60 患者とのやり取りの中には、パワーゲームでは収まりきらない微妙な要素がいろいろと潜在していることを自覚して診療を行う医師 127
Dr.61 侮辱されたり身の危険を覚えつつも、安月給で黙々と夜中の精神科救急に携わる医師 128
Dr.62 精神科医の白衣が内科医や外科医と同じであることの意味を十分に分かっている医師 130

Dr.63―日常で出会う些細なエピソードを、すぐに自分の仕事と結び付けて想像を巡らせてしまう医師 133
Dr.64―想定外の言動を患者が示したために絶句してしまう医師 134
Dr.65―自分の知識の範疇に収まりきらない患者を前にして、自信喪失に陥ってしまう医師 136
Dr.66―患者の生活に対するほんのちょっとした疑問が、
どんどん自己増殖していって自分でも収拾のつかなくなってしまう妄想癖の医師 137
Dr.67―世間知らずであることを一応は自覚している医師 137
Dr.68―世間知らずのくせに、逸脱した事象には妙に明るい医師 139
Dr.69―異常を見出すことが職業であるにもかかわらず、正常や普通や当たり前がよく分かっていない医師 142
Dr.70―自分の全能感が満たされないからと気落ちして、たちまち感情的になってしまう医師 144
Dr.71―患者という存在を自分に重ね合わせて生々しく理解しようとする医師 152
Dr.72―患者という存在を、むしろ距離を置くことで冷静に把握しようとする医師 153
Dr.73―およそアカデミックなこととは無縁なジャンルのマニアであるという事実によって、
自己顕示欲を満たしたがる医師 155
Dr.74―文学とも人文系とも無縁なまま精神科を志す医師 158
Dr.75―他人には検診を勧めても、自分が受けるのは断固として嫌がる医師 160

Dr.76―自分自身のことだと、とたんに冷静さを失って取り乱してしまう医師 161
Dr.77―その場しのぎの小細工を弄することに汲々として、患者と家族との関係性に配慮しようとしない医師 164
Dr.78―家族の期待に応じられぬどころか、事態をこじらせる結果となる返答をせざるを得ない立場に立たされる医師 167
Dr.79―経験上、家族の話を鵜呑みには出来ないと痛感している医師 168
Dr.80―確信犯的に身分詐称をする医師 169
Dr.81―患者の内面に備わっている二重性を理解し得ないまま、倫理を矮小化させる医師 170
Dr.82―患者に向かって、今まで騙していたことを告白する医師 172
Dr.83―患者への説得には、それなりの限界があると割り切っている医師 172
Dr.84―けじめのない善意などよりも、時には勢いに任せて事態を進めたほうが相手に安心感をもたらすと心得ている医師 173
Dr.85―人間の心が、単純に記述出来るようなまとまりと整合性を備えているとは思っていない医師 174
Dr.86―強制入院をさせたからといって、それが必然性のあることなら、患者から恨まれ続けることはないと考えている医師 175
Dr.87―この病気は治るでしょうかと尋ねられて、どう答えようかと躊躇する医師 176

Dr.88―どうせ大して必要もない薬をやたらと処方することで儲けているのだろう、と患者サイドから思われている医師　176

Dr.89―治るという言葉に込められた幅の広さに、意識してかしないでか、気が付かない医師　184

Dr.90―どこまで真剣に悩んでいて、どこまでがナルシシズムの発露に過ぎないのか、自分でも判然としない医師　188

Dr.91―気が進まないながらも、成り行きから、患者の人生に深く関わってしまう医師　190

Dr.92―本心を口にすることは憚られるものの、それを黙っていることにも抵抗を覚えて心苦しい境地に立たされている医師　192

Dr.93―気まずさを感じつつ、あえて99%を１００%と同一視する医師　195

Dr.94―精神医療では、せいぜい姑息的に患者を落ち着かせる程度のことしか出来ないと考えるに至った医師　196

Dr.95―人生観の転換を迫られた親に対し、真摯に向き合い寄り添おうとする医師　199

Dr.96―そっとニュアンスを曲げて楽観的な見通しを語りつつ、自己嫌悪に苛まれる医師　203

Dr.97―自分ではそんなことを思ってもいないのに、ぬけぬけと脱俗したかのような考え方を押し付けようとする医師　204

Dr.98―和解という形を、ゴールインとして設定することが実際的であると考える医師　210

Dr.99―自分は野心も貪欲さもたっぷり持ち合わせているくせに、他人には『つつましさ』を強要する医師　216

Dr.
100

——倫理や哲学の領域に属す問題と現場で向き合いつつも、
それに答えを出せぬまま診療に忙殺されている医師

幻冬舎新書 107

精神科医は腹の底で何を考えているか

二〇〇九年一月三十日　第一刷発行
二〇一八年二月二十五日　第九刷発行

著者　春日武彦
発行人　見城 徹
編集人　志儀保博

発行所　株式会社 幻冬舎
〒一五一-〇〇五一　東京都渋谷区千駄ヶ谷四-九-七
電話　〇三-五四一一-六二一一(編集)
〇三-五四一一-六二二二(営業)
振替　〇〇一二〇-八-七六七六四三

ブックデザイン　鈴木成一デザイン室
印刷・製本所　中央精版印刷株式会社

Printed in Japan ISBN978-4-344-98106-5 C0295
か-7-1
幻冬舎ホームページアドレス http://www.gentosha.co.jp/
*この本に関するご意見・ご感想をメールでお寄せいただく場合は、comment@gentosha.co.jpまで。